乳がんから
自分をまもるために、
知っておきたいこと。

●監修 島田菜穂子
NPO法人乳房健康研究会 副理事長
ピンクリボンブレストケアクリニック表参道 院長

JMP
日本医療企画

はじめに

「乳がん」と聞いて、どんなイメージを持ちますか？

よくわからないと、首をかしげる人。
おっぱいをとってしまう怖い病気だと、おそれている人。
自分は乳がんになんかなるはずがないと、他人事のように思っている人。
さまざまな方がいらっしゃると思いますが、
真剣に考えたことのある人は少ないのではないでしょうか。

でも実は、乳がんは、日本人女性のがんの中でもっとも多く、
14人に1人がなるといわれる、とても身近な病気なのです。

働き盛り、まだまだ若い世代がなりやすい、乳がん。
家族のこと、まわりの人のことばかり気づかって、

自分のことを後回しにしていませんか。
大切な人がいるからこそ、自分のなりたい将来があるからこそ、
自分のことに、もっと目を向けてほしいのです。

乳がんは、知ること、備えること、そして自ら行動することで、闘える病。
本書では、そのために必要な情報を
やさしく、わかりやすく解説します。

「乳がんなんて、怖くない！」

この本が、そう思える一冊になればと思います。
女性がより健やかに、いつまでも美しく輝けますように。
ピンクリボンに願いをこめて。

NPO法人乳房健康研究会 副理事長
ピンクリボンブレストケアクリニック表参道 院長
島田 菜穂子

もくじ

乳がんから自分をまもるために、知っておきたいこと。

第3章 予防と早期発見に大切なこと

第4章 もし乳がんになってしまったら

第5章

タイプ別 安心な暮らしのためのシミュレーション

第1章

乳がんにならないために。乳がんになっても、早期発見するために。

島田菜穂子先生インタビュー

島田菜穂子先生インタビュー

乳がんにならないために。乳がんになっても、早期発見するために。

乳がんは、女性の14人に1人がなるといわれる病気。何よりも予防と早期発見が重要ですが、全国の乳がん検診受診率は約34・2%*と低く、まだまだ一般に浸透しているとはいえません。本書の監修者であり、ピンクリボン運動などを通じて乳がん啓発活動を積極的に行っている島田菜穂子先生に、早く見つけて早く治すことの重要性や、よい病院の選び方などについてうかがいました。

（インタビュアー：フリーアナウンサー　戸塚貴久子さん）

＊平成25年国民生活基礎調査の概況（厚生労働省）

14人に1人が乳がんになる！

戸塚　最近の乳がんの患者さんの数や傾向は、どんな感じなのでしょうか。

島田　残念なことに、日本の場合は乳がんになる方、亡くなる方が増えています。とくに日本やアジアでは、欧米に比べて比較的若い世代に乳がんになる人のピークがあるんです。だいたい40代後半から50代前半に、たくさんの人が乳がんになっていますが、最近の傾向としては、30代中盤や逆に閉経後に乳がんになる人も増えています。

もともと欧米では乳がんは閉経後の方が比較的多かったのですが、日本にもその兆候が入ってきていて、30代半ばの若い人から閉経後の年齢の高い人まで患者数は全体的に増えています（図A）。

戸塚　若い人も増えているし、閉経後の人も増えているんですね。

島田　亡くなる方もなかなか減らないですね。欧米は早期で発見されるケースが多く、命を奪われることなく治療で治る人が多いのですが、日本の場合は早期発見ばかりとはいえず、発見しても残念ながら亡くなってしまう方がたくさんいます。乳がんで亡くなる方は年間1万3000人くらいです（図B）。

戸塚　そんなに多く……。

島田　女性の場合、乳がんの罹患数（なる数）は、がんの中ではトップです（図C）。14人に1人くらいの割合で乳がんになるといわれており、ものすごく身近な病気なんですね。それなのに意外とみなさん身近に感じていない。本当は誰がなってもおかしくない、すごく近い病気なんです。

A　増加する乳がん罹患者数

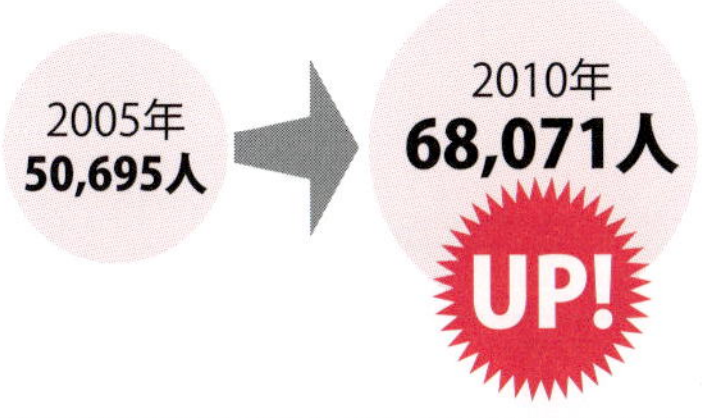

B　乳がんで亡くなる人(女性)の数

1位	大腸がん	【21,747人】
2位	肺がん	【20,146人】
3位	胃がん	【16,923人】
4位	すい臓がん	【14,399人】
5位	**乳がん**	**【12,529人】**

2012年　部位別がん死亡数(女性)

C　女性の部位別がん罹患数(2010年)

乳房	**68,071**	肝臓	16,027	白血病	4,869
大腸	50,924	すい臓	15,491	食道	3,282
胃	39,002	胆のう、胆管	11,291	そのほか	41,776
肺	33,514	悪性リンパ腫	10,064		
子宮	23,367	卵巣	9,918		計327,596ケース

出典：がん情報サービスホームページ
資料：独立行政法人国立がん研究センターがん対策情報センター

遺伝的乳がんへの対策

戸塚　先日、ハリウッドのある女優さんが、遺伝的に乳がんになる率が高かったので乳房を摘出したというニュースがありましたが、医学的にみていかがでしょうか。

島田　予防的切除ですね。以前はどういう人に遺伝的乳がんが発症するかわからなかったので、むやみに行うことはなかったんです。現在は、乳がん遺伝子として判明しているものに、BRCA1、BRCA2があります。この遺伝子異常があると、残念ながら乳がんになる確率が非常に高いとされています。乳がんの発症を確実に防ぐためには、がんになる可能性が高い臓器を事前に切除してしまおうというのが、予防的切除の考え方です。ただ、正常な臓器を失うことになるので、それが唯一の正解とはいえません。

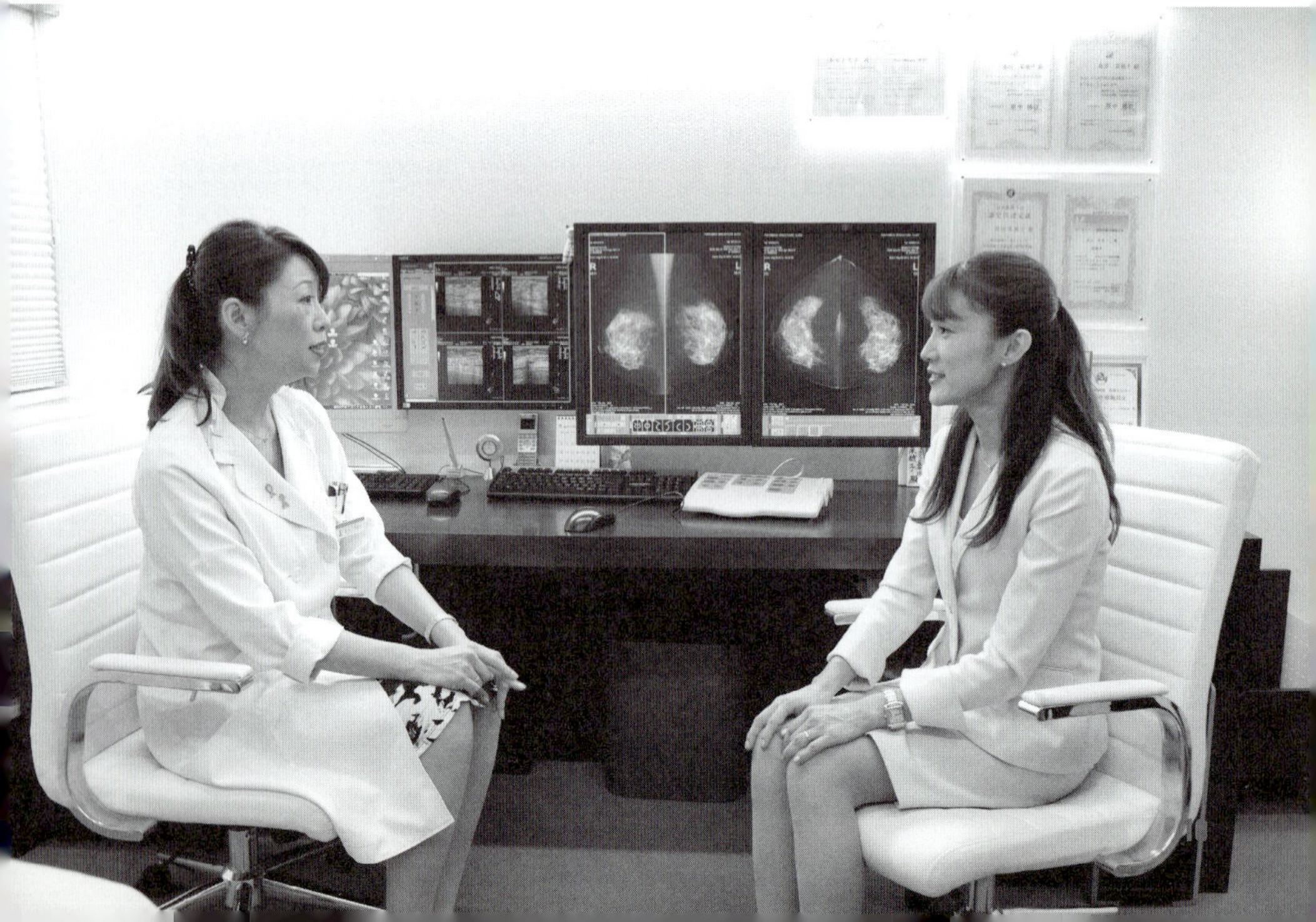

女優さんのニュースで一般的にも知られるようになりましたが、日本では、医療費の問題や法律の問題などで欧米ほど一般的ではありませんね。

早く見つけて、早く治すことが大切

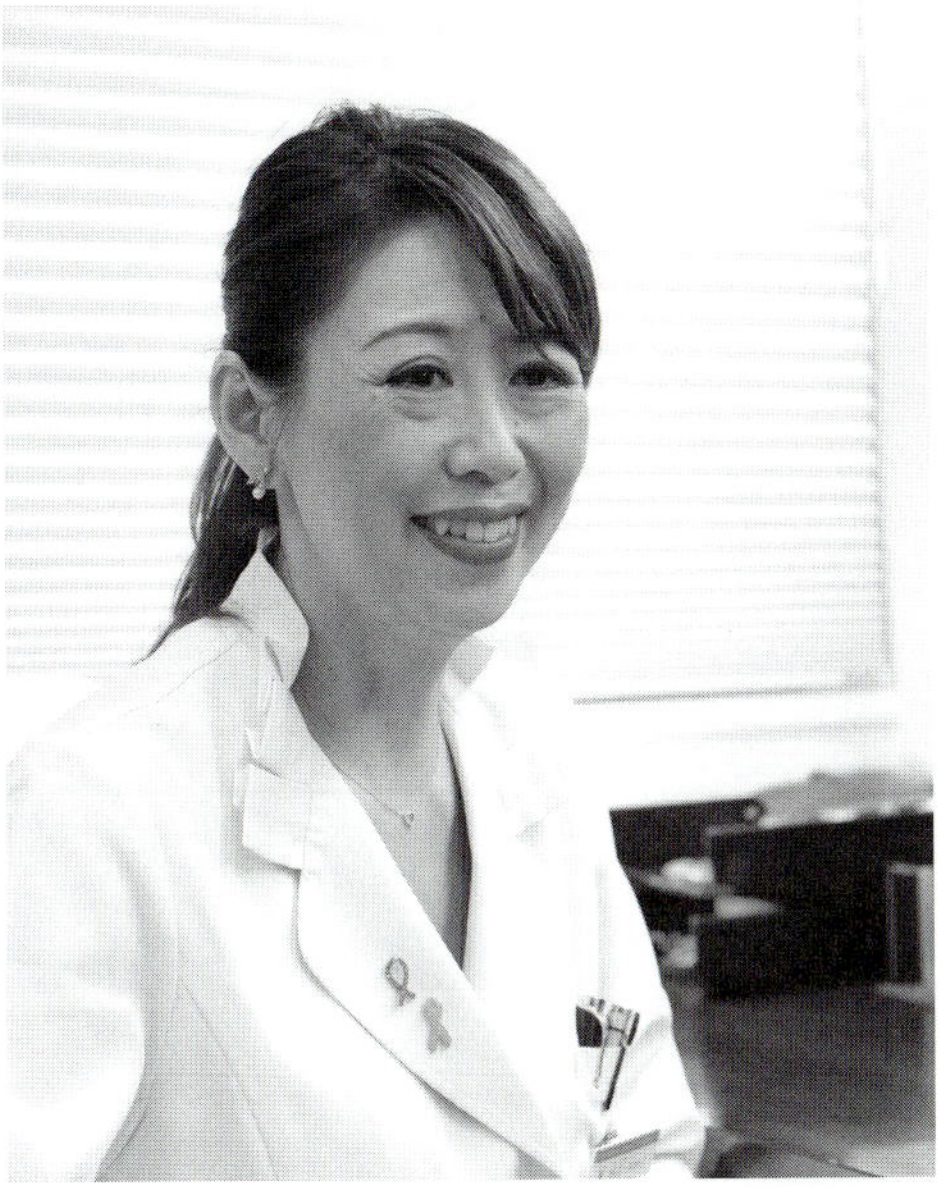

島田　乳がんは、とにかく、早く見つけて、早く治すということが大切です。

戸塚　マンモグラフィの検診クーポンを配布するなど、無料で受けられる自治体も多くありますよね。なぜみんな使わないんだろうと思ってしまいます。他人事のように考えてほしくないですね。

島田　私がピンクリボン活動を行っている認定NPO法人乳房健康研究会では、どうしたら検診に行ってくれるか、2003年から2年おきに首都圏30㎞圏内在住の20～60歳女性1万人を対象に意識調査を続けており、乳がん検診に行かない理由、乳がん検診の重要性をどう考えているかについて聞いています。最近の変化として調査をはじめた当初に比べ、乳がん検診に対する意識はずいぶん高まっていると感じます。マンモグラフィや超音波（エコー）検査が大切だということも、80～90％の方が理解してくれています。しかしその方々に実際に検診に行っているかとお聞きすると、

30～40%しか行っていないんですね。

戸塚 30～40%だけですか？ なんで行かないんでしょうか。

島田 意識と行動にギャップが生じているんですね。みなさんいろいろと検診に行かない理由を回答されています。例えば、症状がないから行かない、時間がない、自分の身内には乳がんの人がいないから大丈夫……など。中には、わかってはいても実際にがんが見つかるのが怖いという方もいますね。早く発見された場合、また発見が遅かった場合で、治療や治療後の生活にどのような差があるのかなどの情報がきちんと届くようになれば、検診に行かない理由は消えていくかもしれません。発見が早ければ早いほどよいということを、もう少し理解してもらう必要があると思います。

戸塚 自治体からの検診クーポンの有効期限を言い訳にして行かない人もいるようですが、期限は結構、長いものが多いように思うんですけど……。

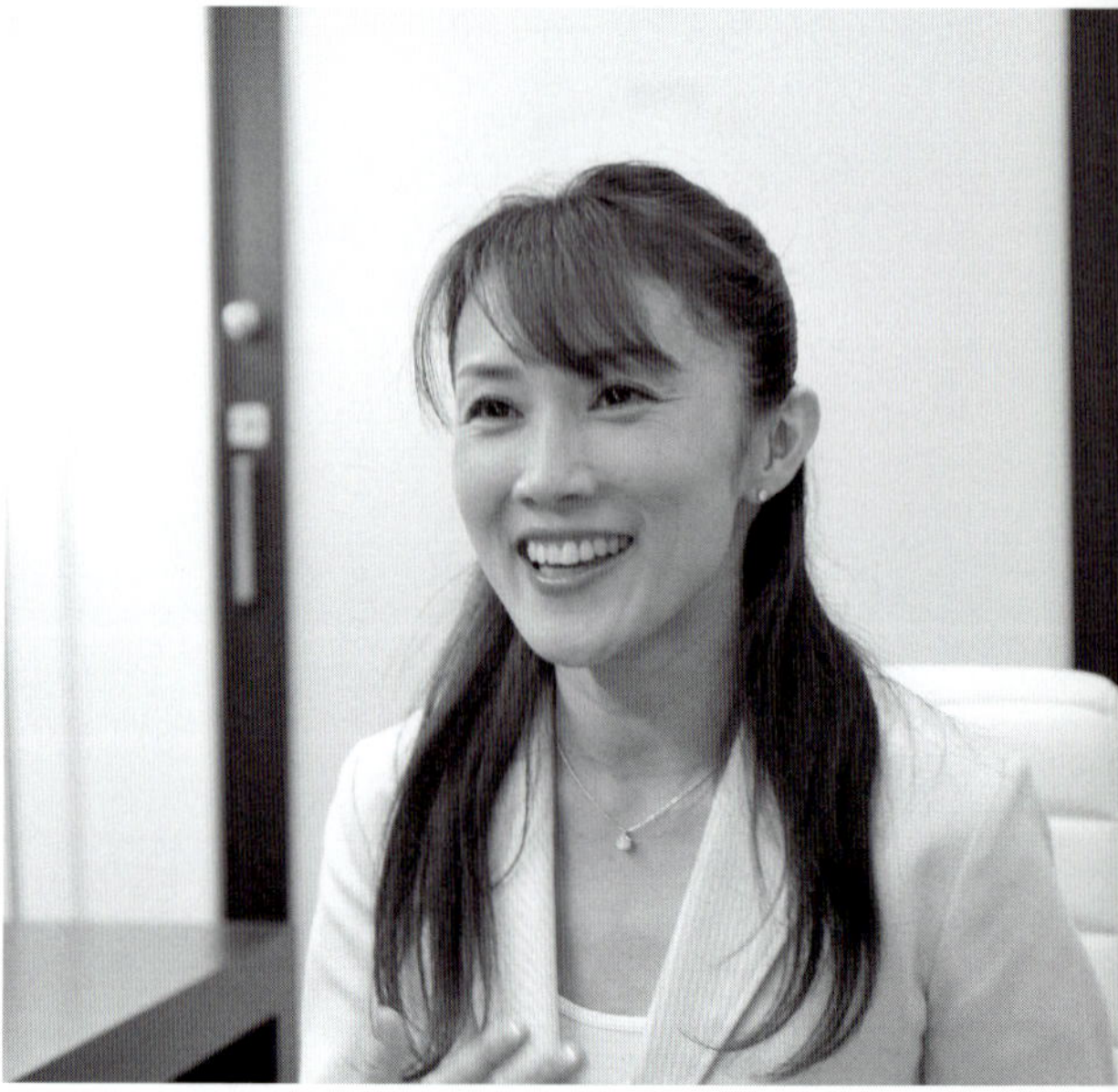

島田 もし自治体のクーポンが使えなくても、自分にはもうチャンスがないとあきらめないでください。自治体の検診以外にもさまざまな検診の受け方があります。自分からチャンスをつくるようにしてほしいですね。

セルフチェックを習慣に

戸塚 自分でできることって、何かありますか。

島田 そうですね。痛みや違和感などがなくてもさわったら、しこりが見つかる場合があります。セルフチェックでしこりを発見して来院する方も多くいます。

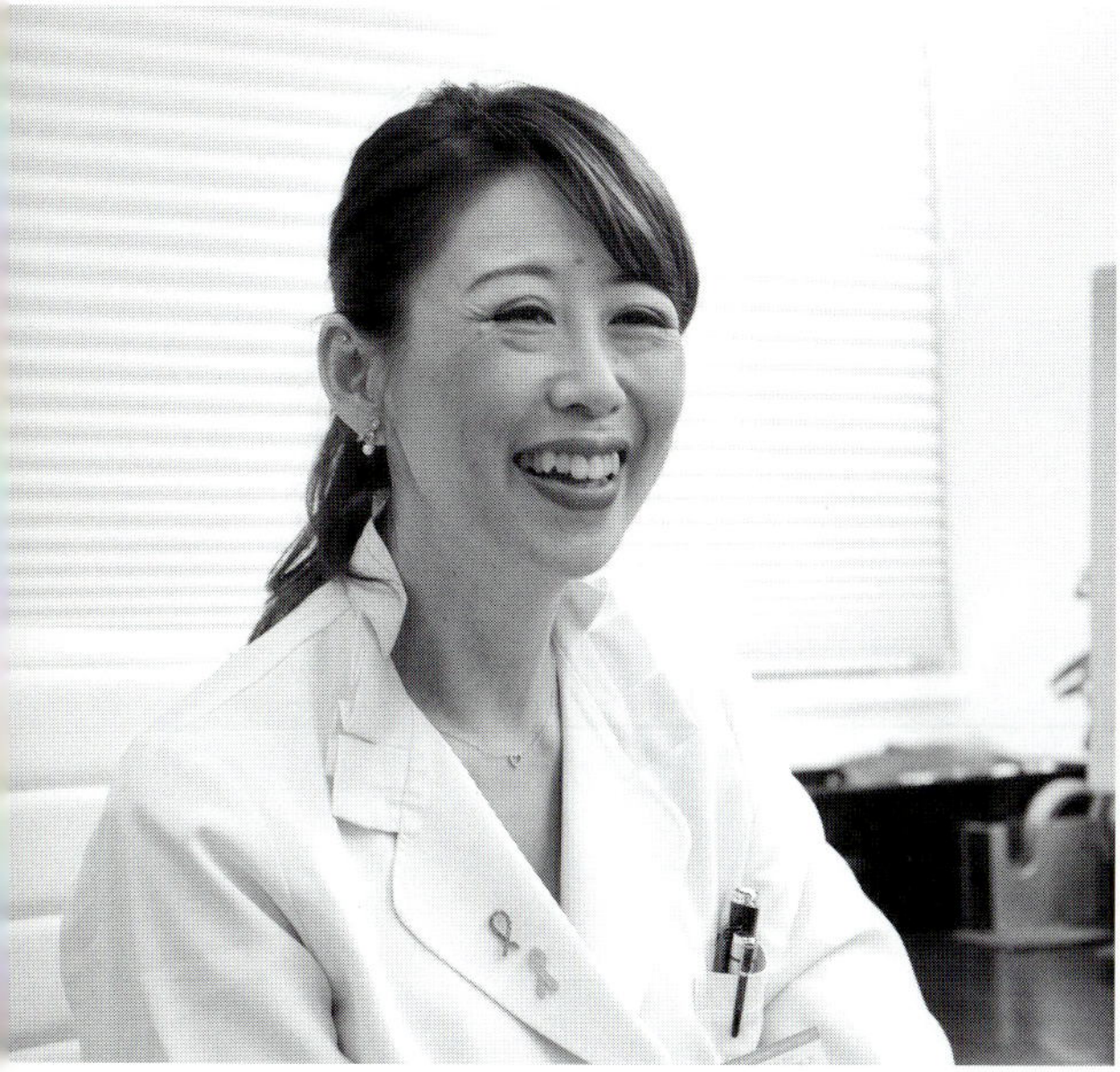

自分を大切にする気持ちを育てるためにも、できれば生理が始まった年から、少なくとも20歳をすぎたら、セルフチェックを始めてほしいですね。

戸塚 そんなに早くですか。具体的にはどのようにすればよいのでしょうか。

島田 まずは、自分の手でさわること。そして見ることです。上から見るだけでは見えにくいところもあるので、鏡に乳房全体を映して、変形がないか、左右差がないか、乳頭が陥没していないか、乳頭から分泌物が出ていないかをチェックします。下着の乳頭のあたる部分に、シミや血がついていないかも確認してください。

手でさわるときは、なるべく顔を洗うみたいに、手の指先をそろえて、指の腹で〝の〟の字を描くように連続してさわるようにします。しこりに気がつくために、凹凸をさがすことが大事です。それでしこりを感じて「変だな」と思ったら、あれこれ調べて自己判断するのではなくて、すぐに病院を受診して詳しい検査を受けてください。

戸塚　いつもと違うなと思ったら、まず受診ですね。

島田　症状に気づくきっかけとして、セルフチェックはすごく大事です。自分の正常な乳房の状態がわかっていないと異変に気がつきにくいですからね。顔を洗うような日常的行為として、気軽にセルフチェックも行えるとよいですね。ボディクリームを乳房に塗りながらチェックするなど、いつもの動作の中で無理なく続けることが大切です。

戸塚　お風呂に入ったときなどにするとよいですよね。下着をチェックするのも1、2秒で終わることですもんね。

島田　かまえないで、気軽にできる簡単なことからやってほしいです。

「検診」と「受診」の違い

戸塚　そしていざ、病院に行くことになったら、どのような検査をしていくのでしょうか。

島田　まず、セルフチェックで「なんでもないな」と思ったときは「検診」という入口になります。検診は、症状がないところからわずかな異常をさがそうという観点で検査を進めていきます。

逆にしこりが気になって検診に行った場合、そのしこりが何であったのかという答えが出ずに終わってしまうこともあるので、自覚症状があるときは、検診ではなく「私は症状があります」と説明をして保険証を持って「受診」してください。「検診」と「受診」では目的が違うということです。

戸塚　少しわかりづらいので、混乱してしまいがちですね。

島田 「検診」は、広い海（身体）の中から魚（しこり）をさがすイメージ。一方、症状があって「受診」したときは、目の前にいる魚（しこり）が何の種類なのかを調べるといったイメージです。

「検診」と「受診」の入口を間違えてしまうと、せっかく症状に気がついて検査をしたのに、見落としが起こってしまうこともあります。症状があるときは絶対に「検診」ではなく「受診」をしてください。このことを十分に理解していない人が多いですね。

戸塚 異常を感じたら「受診」ですね。

島田 「せっかく検診を受けていたのに……」ということになっては、もったいないですからね。

よい病院、よい検診施設の選び方

戸塚 病院選びも大切だと思います。よい病院を選ぶには、どうしたらよいのでしょうか。

島田 胸にトラブルがあったときにどこの診療科に行ったらよいのかわからない人って、たくさんいると思います。もしかかりつけの内科や婦人科の先生がいれば、乳腺科の先生を紹介してもらうのもよいでしょう。とりあえず胸にトラブルがあったときは「乳腺」というキーワードでさがせることを知ってもらいたいです。インターネットを利用できない場合は、近くの病院に「乳腺科」「乳腺外来」があるかどうかを問い合わせたりするとよいですね。

何か症状があったときの病院選びはもちろん大切ですが、検診の施設選びも大切です。会社の健診や、人間ドックなどいろいろありますからね。

戸塚 会社の健診ですら受けない人もいますが、本当にもったいないと思います。

島田 会社の健診を受ける場合は、その健診で自分の求めている乳がん検診ができるのかを調べてほしいですね。精度の高い画像検査ができるかという点が重要です。触診のみの検診では早期発見はできません。
実は幸いにも、一般の方が安心な乳がん検査施設をさがせるサイトがあるんです。NPO法人日本乳がん検診精度管理中央機構では、マンモグラフィの撮影がちゃんとできるか、診断ができるか、適切な機械を使っているかなどの試験を行い、公表しています。
これは、検査するための能力があるかを見極めるための情報として役立ち、認定施設などをホームページ＊で誰でも検索できるようになっています。検査施設をさがすときには参考にしてください。

戸塚 そのホームページは役に立ちそうですね。チェックしてみます。

マンモ検査は生理後1週間がおすすめ

戸塚 マンモグラフィがそんなに痛くないということも知ってもらいたいと思います。1回経験してみたらわかるんですよね。

島田 きっと、人から聞いたうわさから想像しているより、ずっと楽です。

＊日本乳がん検診精度管理中央機構 http://www.mammography.jp
乳房健康研究会 http://www.breastcare.jp

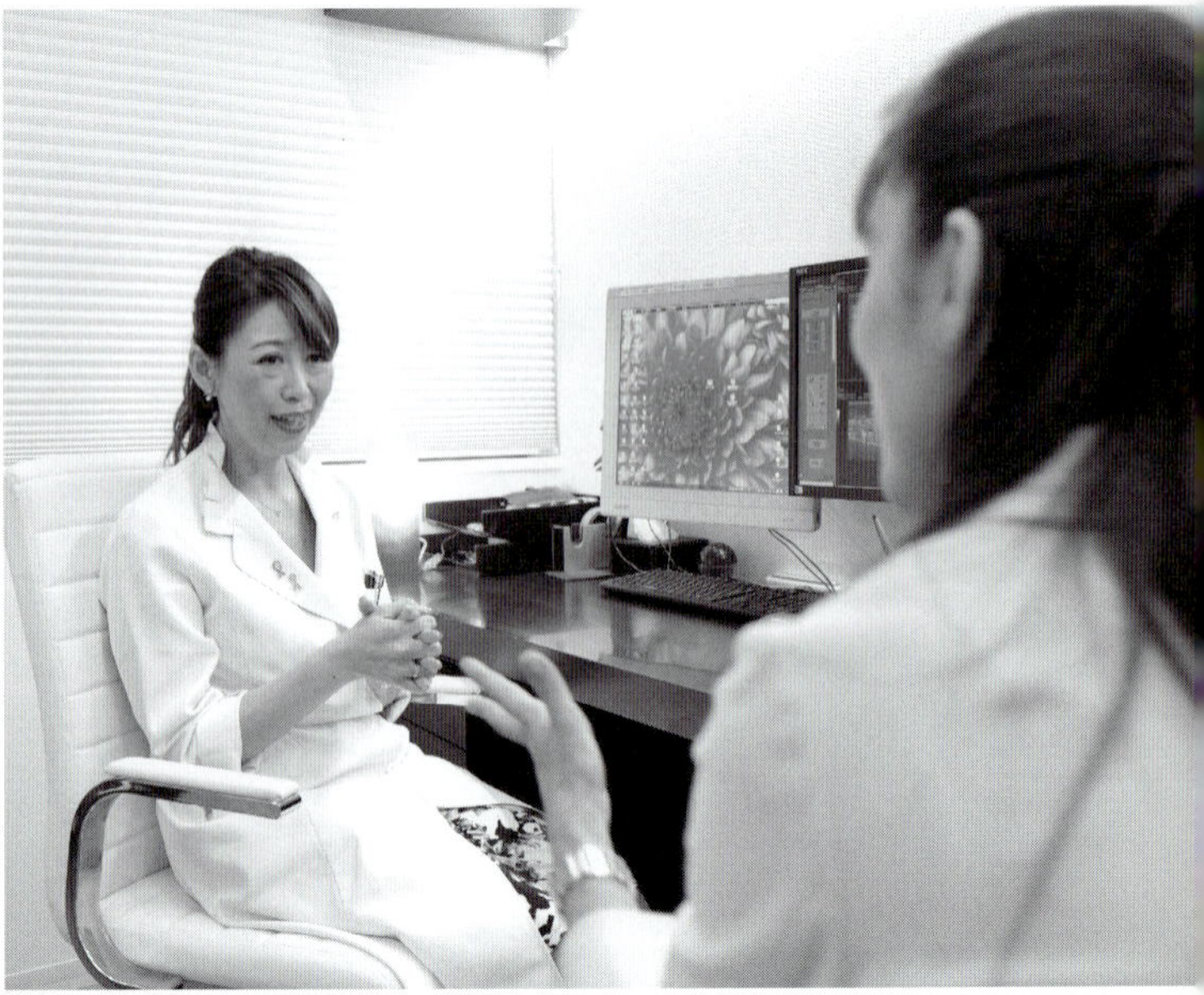

戸塚　私も、たいしたことないなって思いました。

島田　でも、検査を受けるのには痛いタイミングもあるんです。生理のある方は、生理前は痛いです。生理中か終わって1週間ぐらいの時期だと痛さがあまりありません。検査の日程を選べるなら、その時期に受けることをおすすめします。痛いとどうしても大胸筋に力が入ってしまうので、なおさら痛く感じます。マンモグラフィの検査を受けるときには、大胸筋をはさむので筋肉は力が抜けていた方が痛くありません。

戸塚　リラックスして受けるとよいんですね。

若いうちから検診と保険を

戸塚　がんを切除したあと、転移して再発する可能性は、どのくらいあるのでしょうか。

島田　悪性の腫瘍がやっかいなのは、再発や転移があることです。がんの発見が遅れるとその可能性は上がります。適切な治療を受け、その後もしっかりと経過観察を続けることが大切です。

戸塚　一度乳がんになったら、治療後もきちんと検査して、再発しても前向きに考えられるとよいと思います。がんになっても、入れる保険もあるんですよね。

島田　まだ多くはありませんが、そのような保険も出てきました。がんになった方にとっては、ありがたいですよね。

とくに乳がんや子宮がんは、比較的、「病気のことなんて考えていなかった」というような若い働き盛りの世代に起きるのが特徴です。そのため病気になるイメージもなく、気持ちとか実際の備えをしていない場合が多いんですね。子どものこと、夫のこと、親のことはいろいろと気づかって、保険に入れたり、検査をすすめたりするのですが、自分は無防備なことが多いのです。

戸塚　自分のことは後回しになってしまう年代ですよね。

島田　そうやって人の世話を焼いている間に、気がついたら自分が病気になってしまったということが多いようです。旦那さんは保険に入っていたけれど、自分は入っていなかったということもあります。

女性の場合は早いうちから、乳がん、子宮がんについて検診や保険などの備えが必要だということを知ってほしいですね。自分が健康でさえあれば、大切な人のためにもなる。〝まずは自分から〟そう考え方を変えてほしいと思います。

戸塚　日本女性の性格もありますね。なんでも自分は後回しにしがちです。旦那さんも、自分が会社で健康診断受けたら、奥さんにも健康診断に行くようにすすめてほしいですね。

ピンクリボン運動を検診のきっかけに

戸塚　先生もバッチをつけていらっしゃいますが、ピンクリボンという名称やシンボルマークを通じて、乳がんというものが身近になってきたと思います。本当にピンクリボンの力は偉大です。スカイツリーや東京タワーがピンク色にライトアップされますし、ピンクリボンチャリティマラソンに参加している人も私のまわりに結構います。これからのピンクリボン運動をどのように展開していきたいとお考えでしょうか。

島田　女性だけでなく男性も、一人ひとりがまず乳がんに対して関心を持ってほしい。そして、自分を大切に思うことです。自分ができることはないかと考えることです。女性の場合はまず、検診に行くことですね。自分が検診を受けたら、次の一歩としては、ほかの人に声をかけてほしいです。「マンモグラフィは痛そう」

と思っている人に「私、マンモの検査を受けてきたけど、なんでもなかったよ」などと経験談を語ってもらうことが、検診のきっかけになることもあります。とくに身近な人のひと押しは、行動につながることが多いのです。

次のステップとしては、小さい頃から乳がん予防への認識を持つことです。日々のセルフチェックが習慣になってしまえば、意識しなくてもあたり前にできるようになりますよね。残念ながら現在は、学校の教育で乳がんの話が出てくるチャンスはあまりありません。今後のピンクリボン運動としては、子どもたちの教育現場にも入って、自分を大切にすること、誰かを思いやることができる文化を育んでいければと思います。

戸塚　まだまだピンクリボンの活動は続きますね。本日は、すごくためになるお話を聞かせていただき、ありがとうございました。

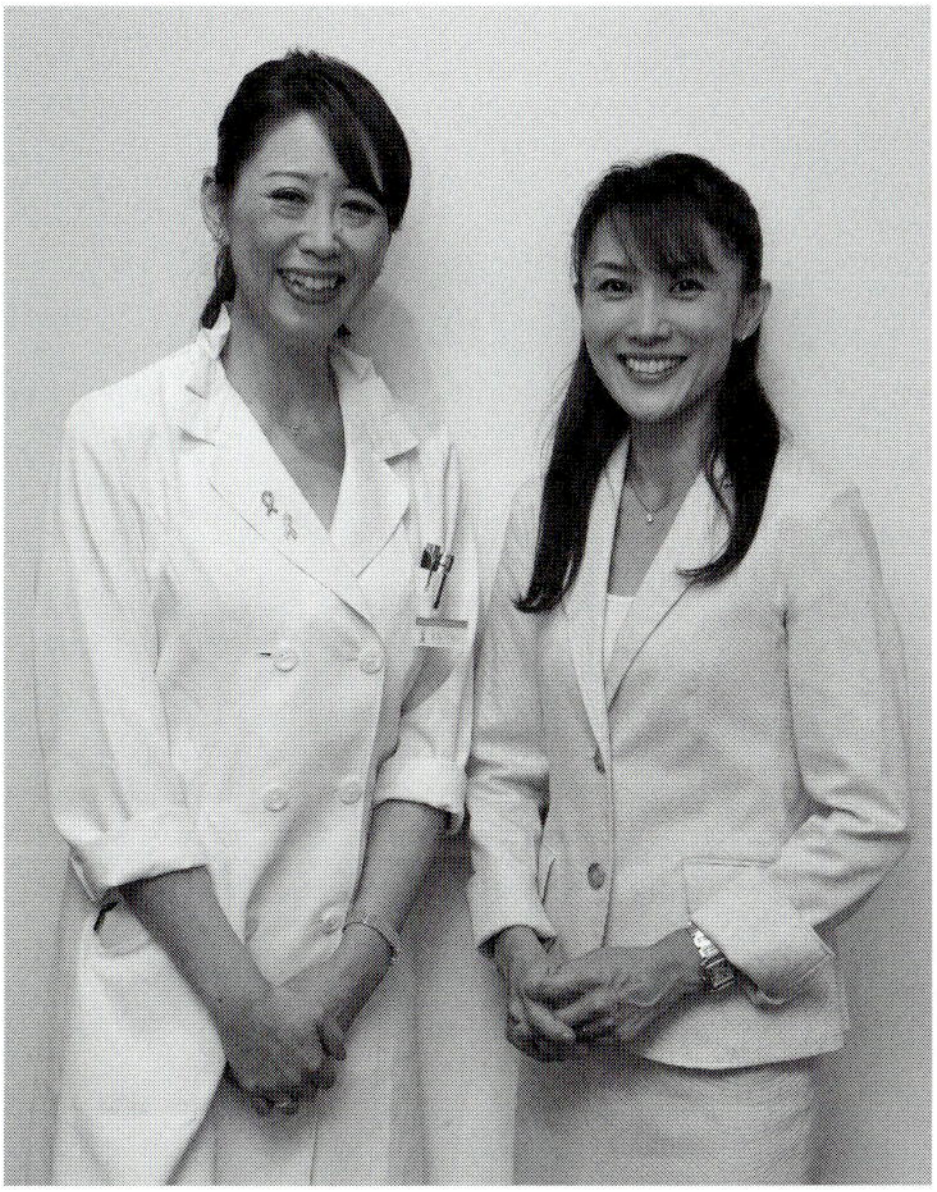

島田菜穂子（写真・左）
ＮＰＯ法人乳房健康研究会副理事長、ピンクリボンブレストケアクリニック表参道院長
（略歴は128ページ参照）

戸塚貴久子（写真・右）
1972年、静岡県生まれ。元テレビ静岡（ＳＵＴ）アナウンサー。「スーパーニュース」「めざましテレビ」などのキャスター、リポーターを務める。その後、フリーとなり「Newsプラス１」「スーパーＪチャンネル」などのリポーターをはじめ、さまざまな番組で活躍中。
乳がんのマンモグラフィ検査で再検査となり、不安な日々を送った経験を持つ。

ピンクリボン運動って知っていますか？

ピンクリボン運動は、1980年代にアメリカで始まった乳がんの早期発見・早期治療の啓発活動です。若くして乳がんで娘を失った母親が「この悲劇を繰り返さないでほしい」という願いを込めて、家族と一緒につくったリボンからスタートしました。当時アメリカで乳がんにかかる人は8人に1人。死亡率も高かったのですが、啓発活動が普及したことで、死亡率も下がりました。

2000年代、日本でもピンクリボン運動が始まり、乳がん検診の大切さを訴え続けています。「ピンクリボン月間」である10月には東京タワー、レインボーブリッジ、スカイツリーといったシンボルが日本各地でピンク色にライトアップされたり、オリジナルグッズなどを発売し、売上金の一部が乳がんの検診にかかる費用や患者会などに寄付されています。

乳がん検診の受診率は、34.2%と、欧米の70%以上と比べてまだまだ低いものの、ピンクリボンフェスティバルをはじめ、女性になじみの深い企業などの賛同もあって、その認知度は着実に上がっています。

自分の身体に関心を持って、ぜひ検診を受けるきっかけにしてください。

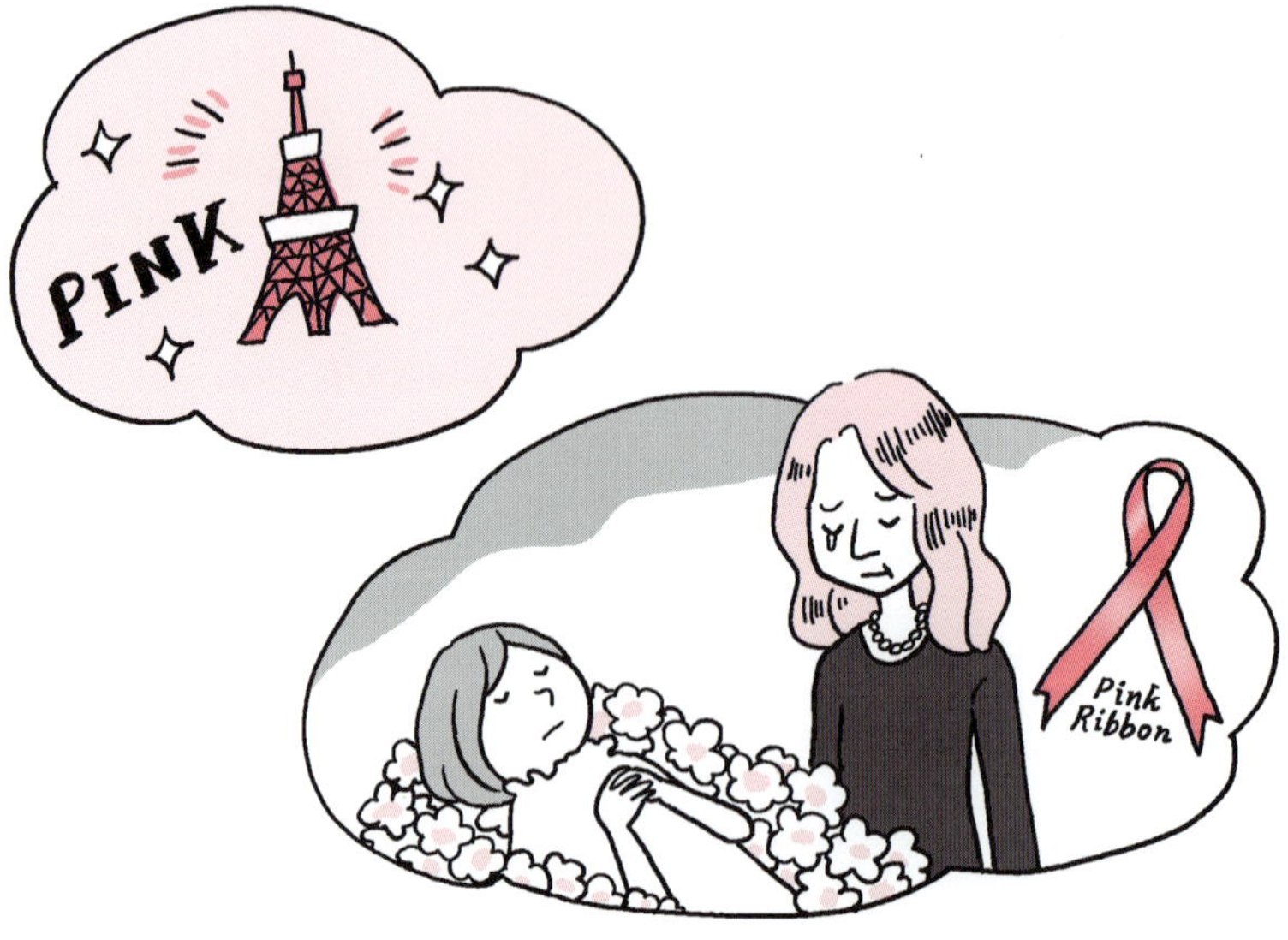

第2章

乳がんって、どんな病気？

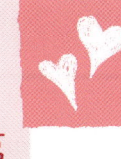

乳がんって、どんな病気？

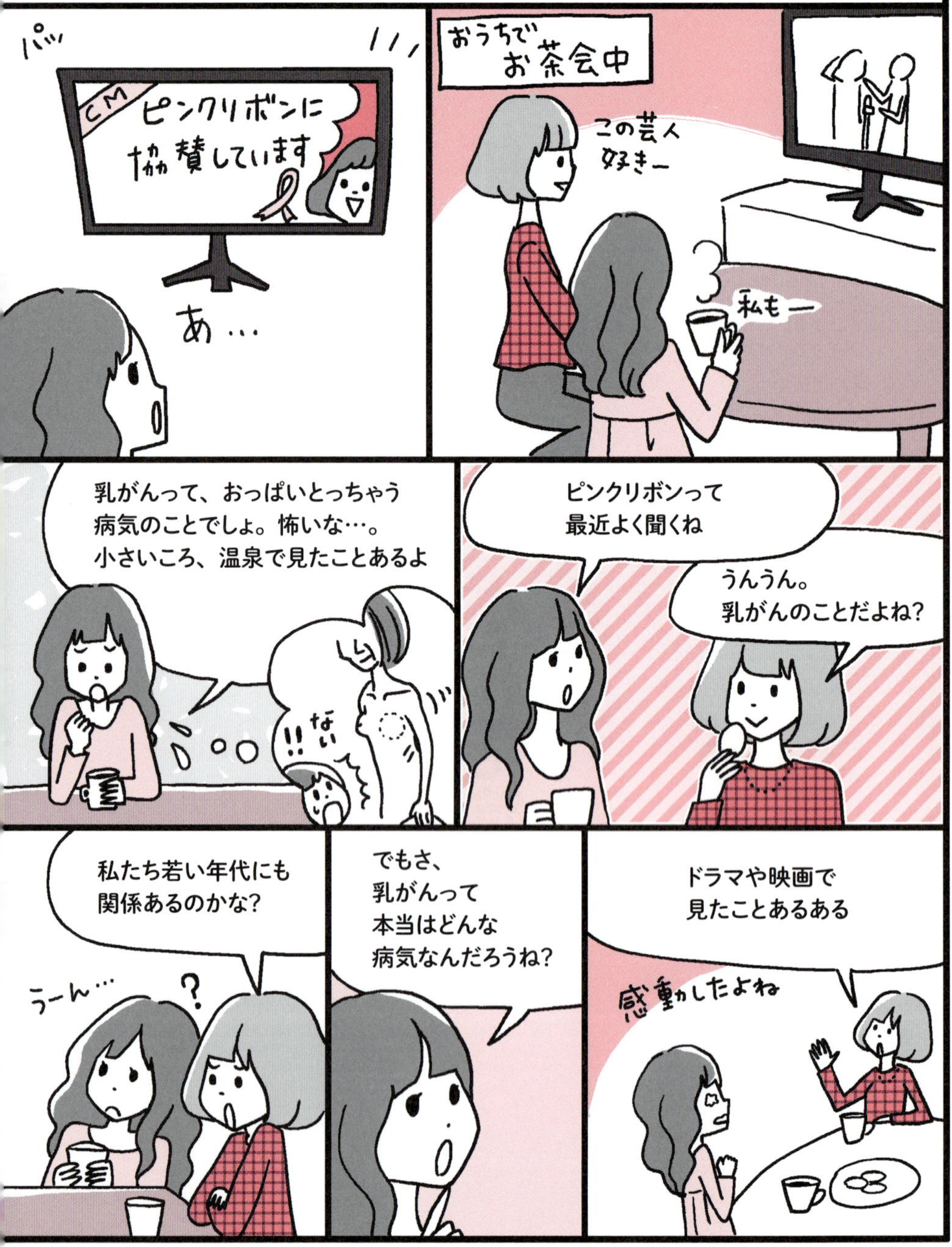

パッ
CM
ピンクリボンに協賛しています
あ…
おうちでお茶会中
この芸人好きー
私もー
乳がんって、おっぱいとっちゃう病気のことでしょ。怖いな…。小さいころ、温泉で見たことあるよ
!! ない
ピンクリボンって最近よく聞くね
うんうん。乳がんのことだよね？
私たち若い年代にも関係あるのかな？
うーん…
？
でもさ、乳がんって本当はどんな病気なんだろうね？
ドラマや映画で見たことあるある
感動したよね

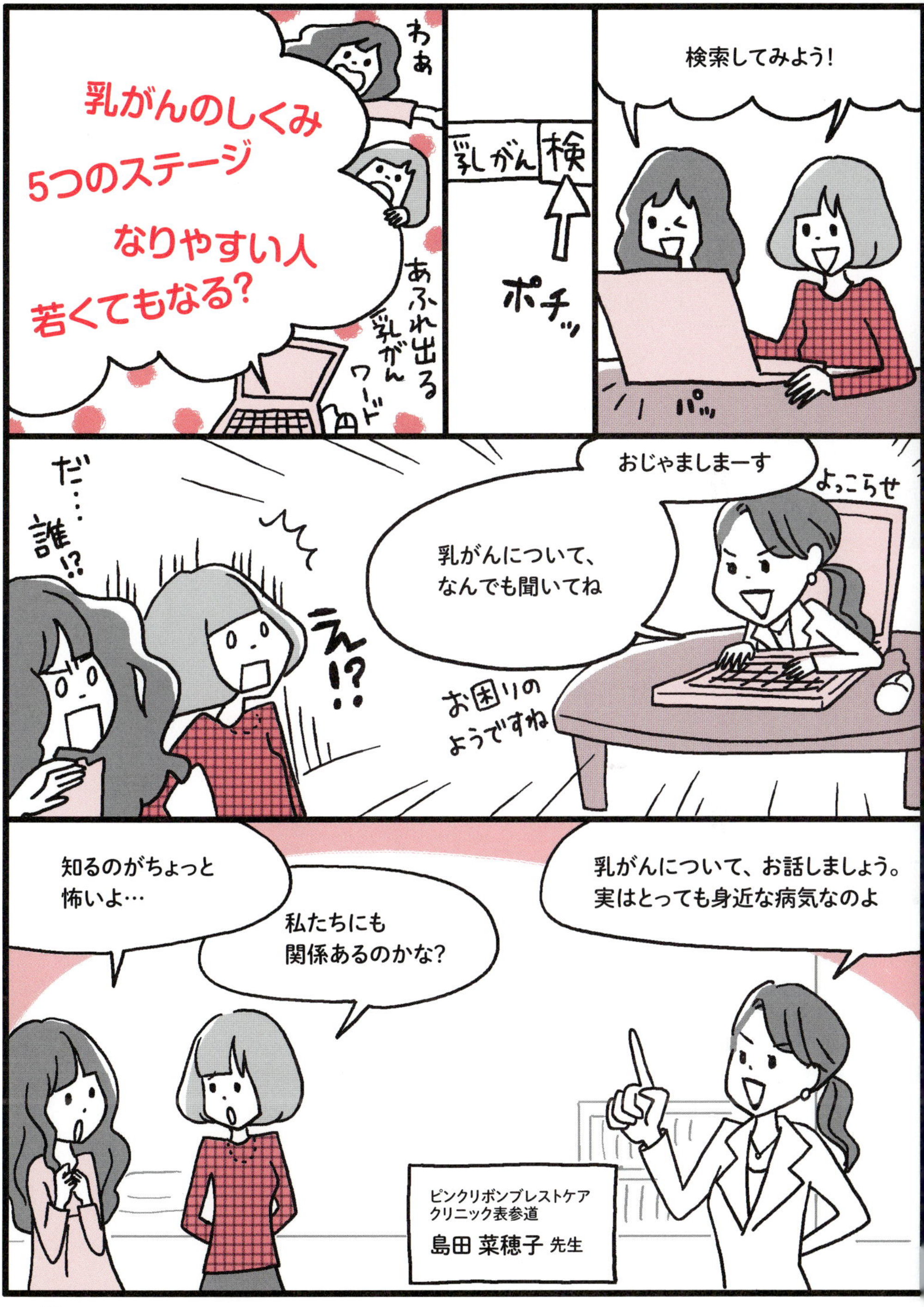

乳がんのしくみ
5つのステージ
なりやすい人
若くてもなる？
わぁ
あふれ出る乳がんワード
乳がん 検
ポチッ
検索してみよう！
パッ
だ…誰!?
うん!?
おじゃましまーす
よっこらせ
乳がんについて、なんでも聞いてね
お困りのようですね
知るのがちょっと怖いよ…
私たちにも関係あるのかな？
乳がんについて、お話しましょう。実はとっても身近な病気なのよ
ピンクリボンブレストケアクリニック表参道
島田 菜穂子 先生

乳がんができるしくみ

私たち人間の身体を構成している約60兆個の細胞は、遺伝子の情報に従い、新陳代謝をくり返しながら増殖を調整しています。ところが遺伝子に傷がつくと、無秩序に増え続ける異常な細胞ができてしまうことがあります。これが「がん細胞」で、がん細胞が増殖してかたまりになったものを「がん」といいます。

正常な細胞は、それぞれ居場所が決まっていて、そこでしか生きていけません。しかし、がん細胞の場合は、別の組織に入り込んだり、血管やリンパ管を介して別の組織に飛び火したりして増殖していくのが特徴です。増殖したがん細胞は、やがて正常な細胞を傷つけ、身体に害を及ぼします。

乳がんは、乳房の乳腺組織にできる悪性の腫瘍（細胞が過剰に増殖してできるかたまり）です。乳房は、「乳頭（乳首）」を中心に、放射状に「乳腺組織」が分布しています。乳腺組織は、乳汁（母乳）をつくる「小葉」と、乳汁を乳頭まで運ぶ「乳管」で構成され、それらを「脂肪組織」や「間質」などが支えています。

乳がんがもっとも発生しやすいのは、乳房の外側でわきの下に近い部位、次いで、乳頭より内側で鎖骨に近い部位です。乳がんの約90％は乳管から発生し、乳管の内壁の上皮細胞から発生したがん細胞が乳管内に広がったり、乳管外に出てほかの組織に転移したりして増殖していきます。

乳がんは、胃がんや肺がんなどに比べて進行が遅く、早期に発見して治療を受ければとても予後がよいがんです。そのため、患者数・罹患率とともに女性のがんの第1位でありながら、死亡率は第5位と低くなっています。

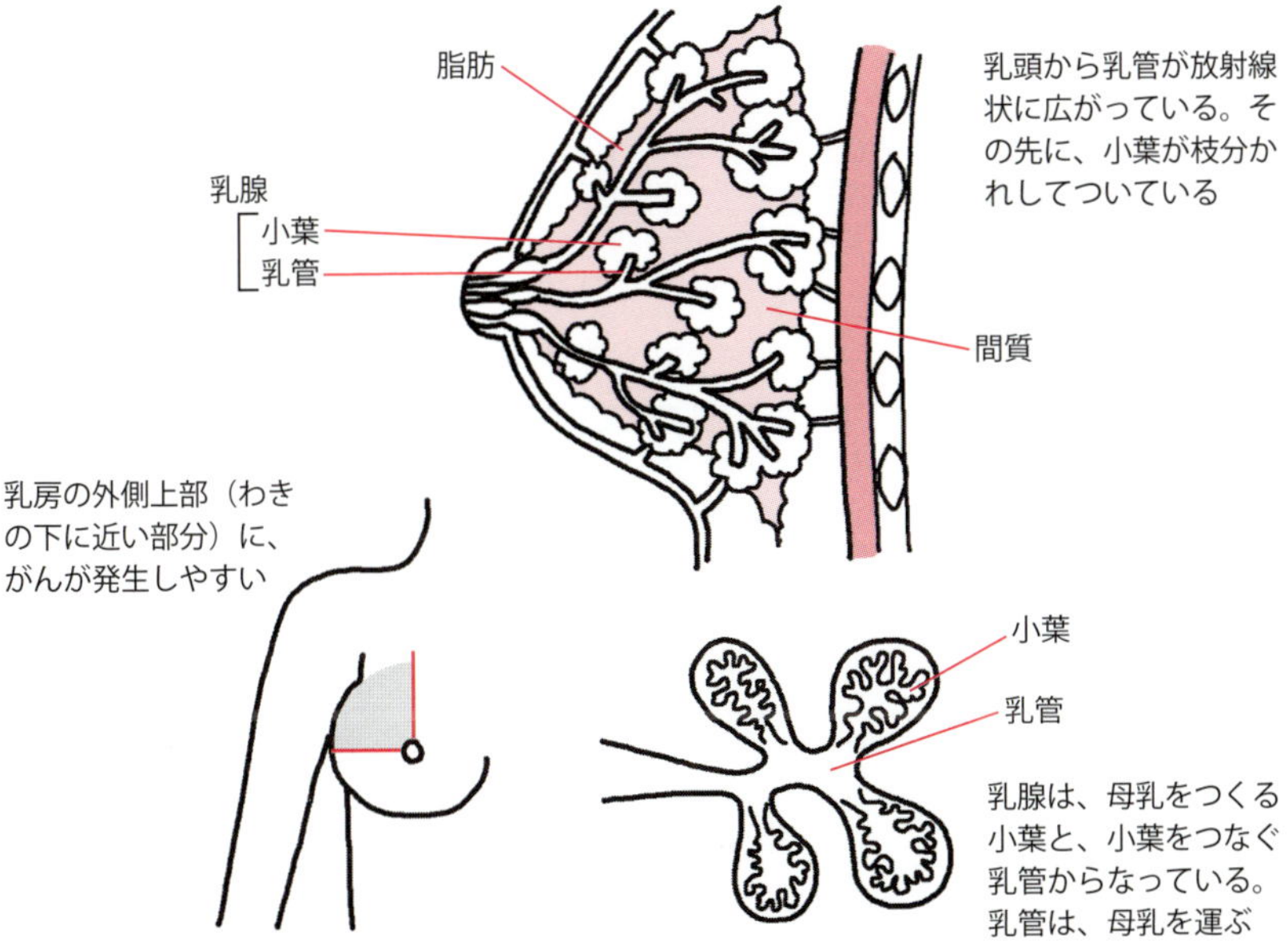

乳頭から乳管が放射線状に広がっている。その先に、小葉が枝分かれしてついている
乳房の外側上部（わきの下に近い部分）に、がんが発生しやすい

乳腺は、母乳をつくる小葉と、小葉をつなぐ乳管からなっている。乳管は、母乳を運ぶ

5つのステージにわけられる乳がんの進行度

乳管の上皮細胞に発生したがん細胞は、分裂をくり返して成長していきます。がん細胞が乳管を包む膜（基底膜）の内側にとどまっている状態の場合は「非浸潤がん」と呼ばれ、生命に危険を及ぼすことはありません。

がん細胞が基底膜を突き破り、周囲の組織に広がっていくと「浸潤がん」と呼ばれる段階に進行し、血管やリンパ管に侵入します。そして、リンパ節や肺、肝臓、骨などほかの組織に転移し、増殖していきます。

乳がんの進行度を分類したものを「乳がんの病期（ステージ）分類」といいます。しこりの大きさ（T）、リンパ節への転移（N）、ほかの組織への転移（M）の3つの条件によって、乳がんの進行度を0期からⅣ期まで分類しています。ステージの数字が小さいほど、がんが進行していないということです。

乳がんの治療方針は、この病期とがんの性質を表すサブタイプにもとづいて検討されるのが基本です。手術を行うかどうか、どのような手術法を選択するか、薬物治療や放射線治療を行うかどうかなど、治療方針を検討するときの情報のベースになります。

０期の非浸潤がんの場合は手術のみ、Ⅰ期からⅢＡ期の浸潤がんも手術が前提となりますが、薬物療法や放射線治療など、複数の治療法を組み合わせて行う場合もあります。ⅢＡ期以降の進行がんの場合には、手術をせずに薬物療法を中心に治療を行うことが多いものの、がんの広がりや性質（サブタイプ）によって治療法が異なるケースもあります。

乳がんの病期(ステージ)分類

病期	状態
０期	・しこりや画像診断で異常な影を認めないものおよび乳管内にとどまるがん。非浸潤がんあるいはパジェット病
Ⅰ期	・しこりの大きさが２㎝以下で、わきの下のリンパ節への転移がない
ⅡＡ期	・しこりの大きさが２㎝以下で、わきの下のリンパ節に転移が疑われる ・しこりの大きさが２～５㎝で、わきの下のリンパ節に転移がない
ⅡＢ期	・しこりの大きさが２～５㎝で、わきの下のリンパ節に転移がある ・しこりの大きさが５㎝以上で、リンパ節に転移がない
ⅢＡ期	・しこりの大きさにかかわらず、わきの下のリンパ節に転移があり、リンパ節どうしが癒着したり周囲に固定している ・しこりの大きさが２㎝以下で、わきの下のリンパ節に転移はないが、胸骨の内側のリンパ節が腫れている ・しこりの大きさが５㎝以上で、わきの下のリンパ節か胸骨の内側のリンパ節に転移がある
ⅢＢ期	・しこりが胸壁に固定している ・しこりが皮膚にあらわれたり、がんが乳房表面の皮膚に及んだりしている
ⅢＣ期	・わきの下のリンパ節と胸骨の内側のリンパ節のどちらにも転移している ・鎖骨の上下にあるリンパ節に転移している
Ⅳ期	・しこりの大きさを問わず、ほかの臓器に転移している

出典：日本乳癌学会編「乳癌取扱い規約」第17版

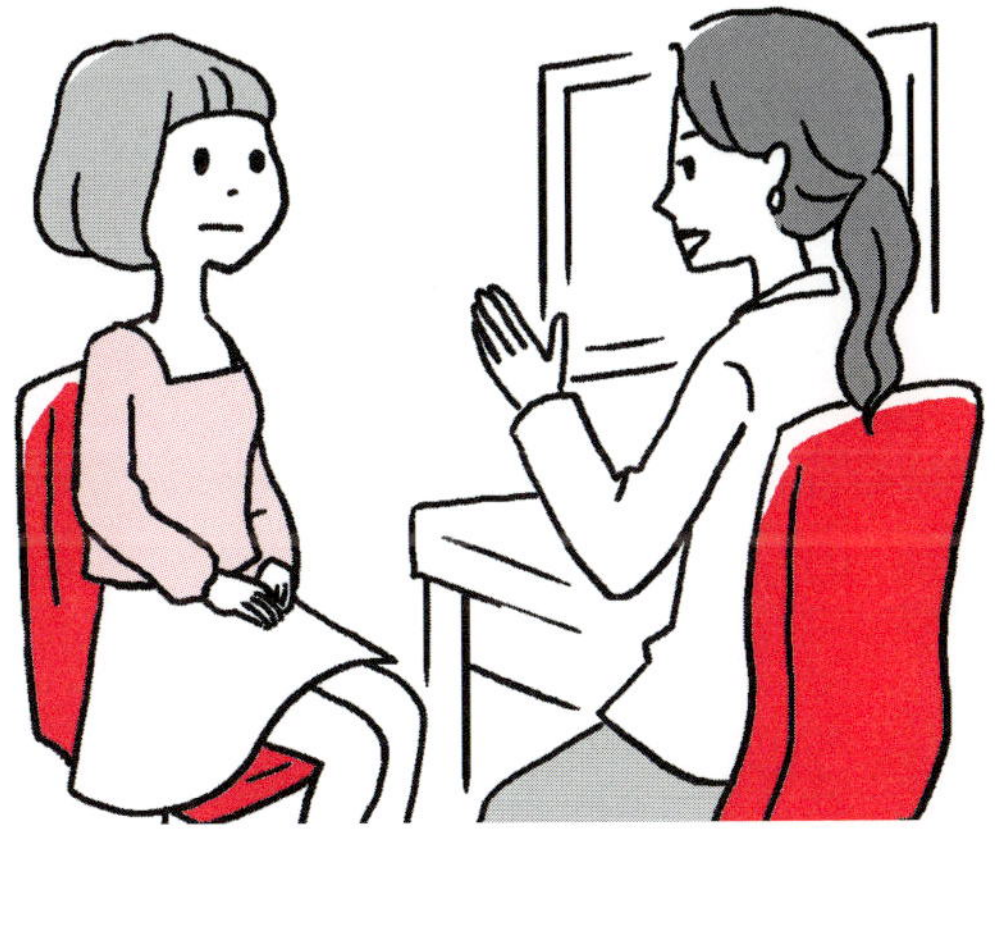

乳がんにはいくつかの種類がある

多くの乳がんは「乳管」から発生しますが、「小葉」にできる「小葉がん」もあります。

乳がんは、進行度によって、がんが乳管あるいは小葉の中にとどまっている「非浸潤がん」と、がんが乳管や小葉の基本構造（基底膜）を破ってほかの組織に広がった「浸潤がん」の2つのタイプにわけられます。

さらに、浸潤がんは、「乳頭腺管がん」「充実腺管がん」「硬がん」などの「浸潤性乳管がん」と、これら以外の「特殊型」にわけられます。

◉乳頭腺管がん……がん細胞が正常な細胞の近くに存在し、転移は起こりにくい。
◉充実腺管がん……がんのかたまりが乳管の中を広がっていく。
◉硬がん……がん細胞が乳管の外に散らばるように広がり、進行が速い。
◉特殊型……しこりの部分が粘液で、ゆっくり進行する「粘液がん」や「浸潤性小葉がん」などがある。

こうした分類とは別に、乳腺炎と間違えられやすい「炎症性乳がん」もあります。

これは、がんが進行してもしこりがつくられないがんで、乳房の皮膚が赤くはれ、急激に大きくなることが特徴です。

がんの診断のときには、医師の説明をしっかりと聞いて、どのようなタイプの乳がんなのかをしっかり理解しておくことが必要です。

2つのタイプにわけられる乳がん

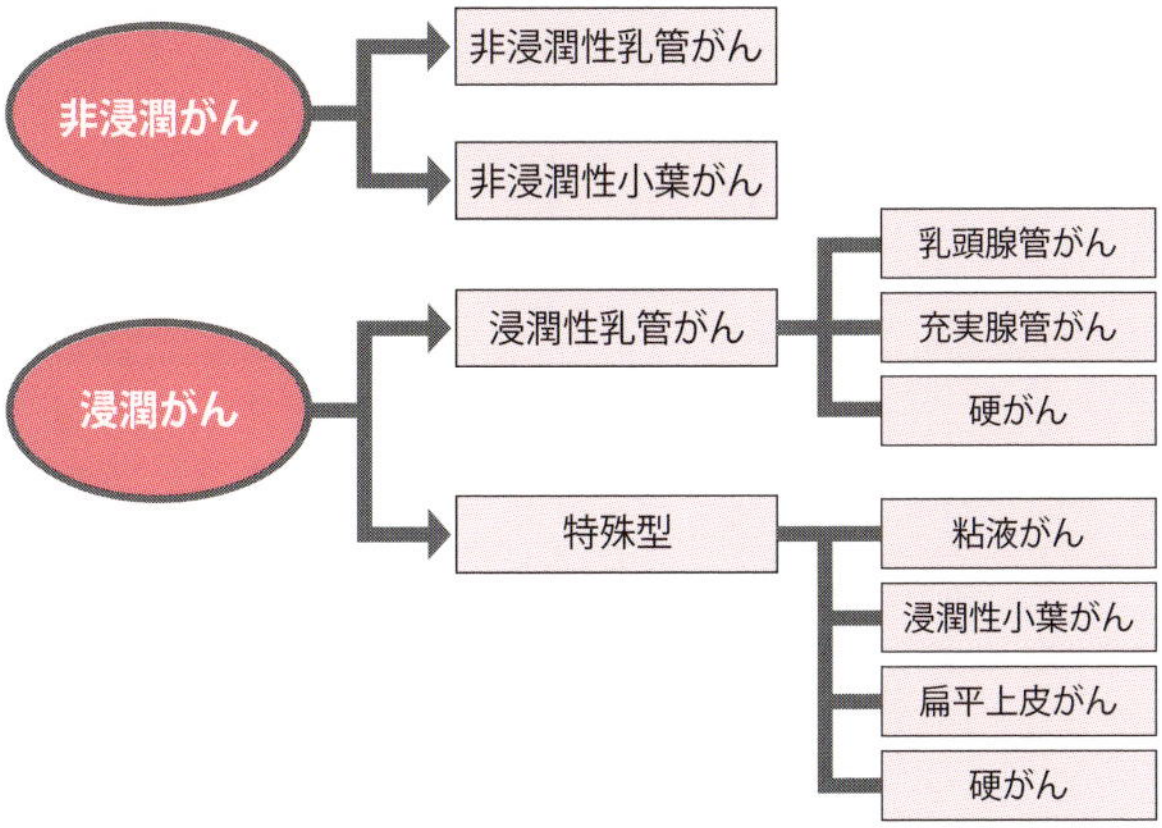

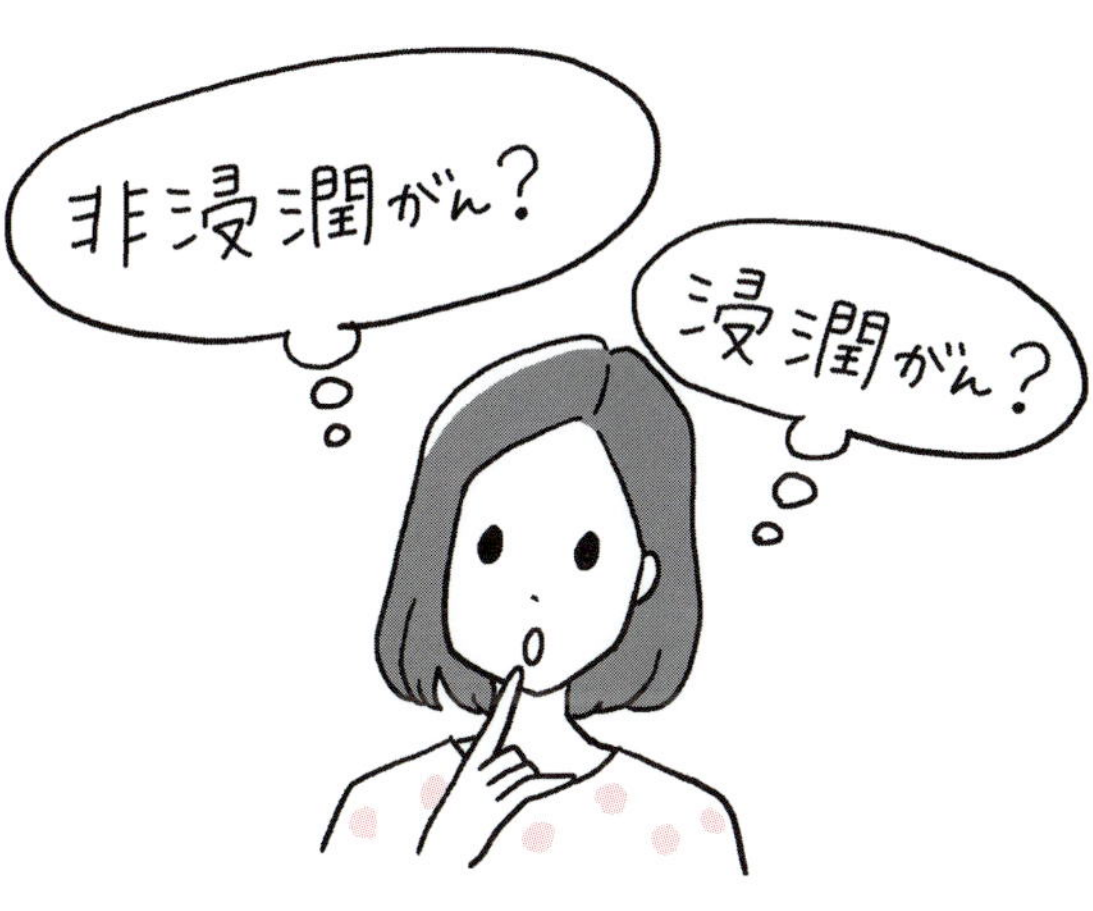

乳がんで、あらわれやすい症状

乳がんのごく初期には、何も自覚症状があらわれません。進行していくにつれ、もっともあらわれやすいのは、乳房の「しこり」です。しこりが1センチをこえるようになると、さわってみてわかるようになります。

多くの乳がんは、「乳管」や「小葉」の基本構造（基底膜）を破って乳房の組織に増殖していき、しこりをつくります。乳がんによるしこりは、石のような硬いものが固定されているような感触の場合が多いのですが、軟らかいしこりの場合もあります。ただし、しこりがあるからといって必ずしも乳がんとは限りません。乳腺症や線維腺腫のような良性の病気でも、しこりができることがあります。いずれにしろ、しこりを見つけたら、自分で判断しないで乳腺の専門科を受診しましょう。

乳頭部から分泌液が出ることもあります。透明や白いミルク状の液が両方の乳首の複数の孔《あな》から出てくる場合は、乳がんの心配はほとんどありません。しかし、黄色あるいは赤色、茶褐色の液が片方の乳首の1か所の孔から出てくる場合には乳腺の腫瘍から

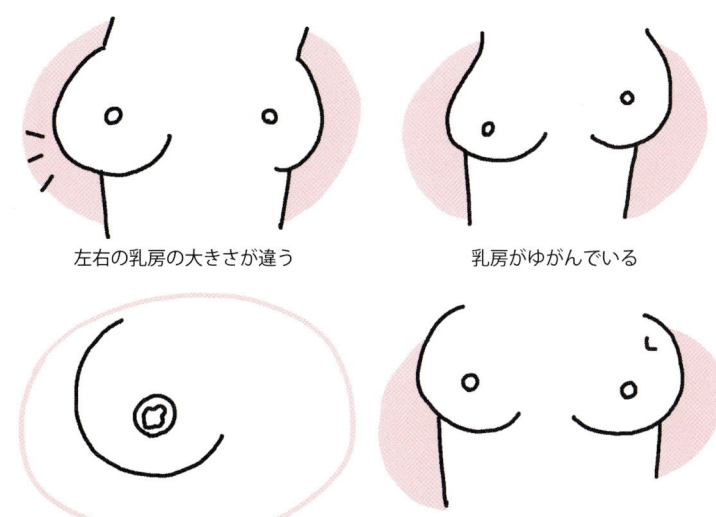

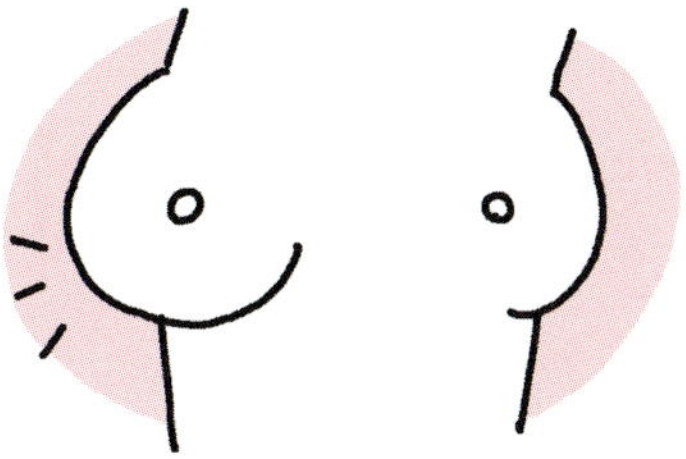

左右の乳房の大きさが違う

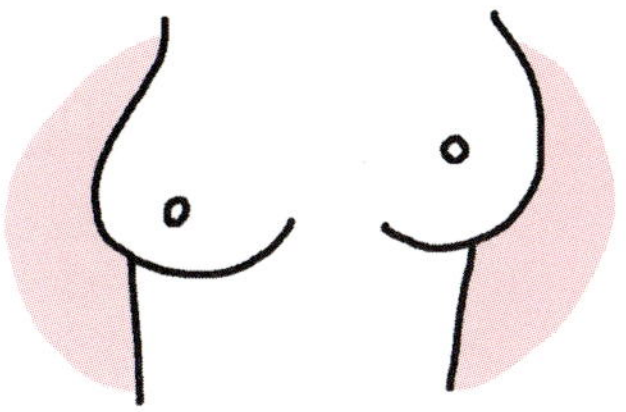

乳房がゆがんでいる

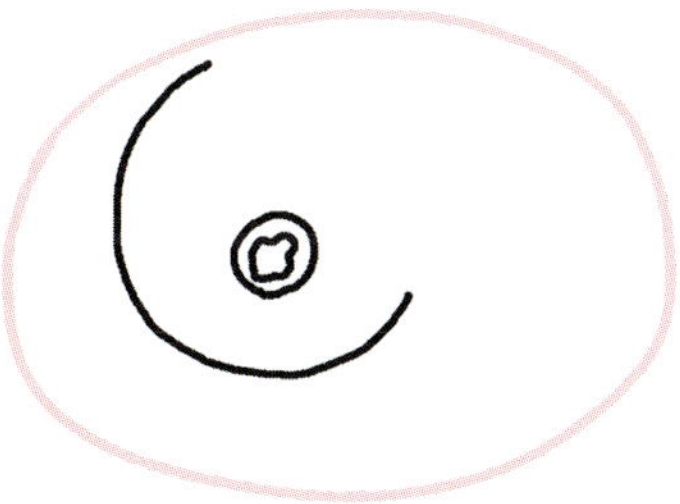

乳頭がただれている

乳房にえくぼのようなくぼみがある

の分泌や出血が疑われ、なんらかの病気にかかっている可能性があります。

　そのほか、乳がんを発症すると、左右の乳房の大きさが違う、乳房がゆがんでいる、乳房が赤く腫れている、皮膚が硬く毛穴が目立つといった症状があらわれる場合もあります。乳がんがわきの下のリンパ節に転移すると、わきの下が腫れたり、しこりができたりします。

　一般にはしこりから痛みを発することは多くありませんが、しこりがまわりの組織を圧迫した場合には、乳房に痛みが出ることもあります。こうした症状には個人差があり、ふだんとは違う症状が起きたときは注意が必要です。

乳がんになりやすい人とは？

これまでの研究や調査の結果、乳がんにかかりやすい人（リスクの高い人）がいることがわかっています。

とくに乳がんの発症は、女性ホルモンのエストロゲンの分泌と密接な関係があり、月経の回数の多さが影響していると考えられています。初経が早かったり、閉経が遅かったりして女性ホルモンが分泌される期間が長くなるほど、乳がんにかかる危険性が高まります。また、出産・授乳経験のない人や高齢出産の人も、乳がんになりやすい

乳がん発症のリスクを高める因子

*母親、姉妹など家族に乳がんになった人がいる
*授乳経験がない
*乳がんや良性の乳腺疾患になったことがある
*初産年齢が30歳以上
*身長が高い
*閉経後、肥満になった
*初潮年齢が早い
*閉経年齢が遅い
*生まれたときの体重が重い
*飲酒量が多い
*たばこを吸う

出典：日本乳癌学会編「科学的根拠に基づく乳癌治療ガイドライン２　2013年版」

という報告があります。妊娠・出産・授乳の間は月経が止まり、女性ホルモンの分泌期間がそれだけ短くなるため、乳がんの発症が抑えられているわけです。

近年、女性の社会進出に伴い、未婚や高齢出産の女性が増えています。乳がんの患者数は年々増え続けていますが、その背景にはこうした女性のライフスタイルの変化があると考えられています。とはいえ、こうした条件を備えている人がすべて乳がんになりやすいわけではありません。

食生活が欧米化し、動物性の脂肪や高カロリーの食品を多くとるようになったことも、乳がんの増加に影響しています。とりわけ、閉経後の肥満は、女性ホルモンの過度の分泌の原因となり、乳がんを発症する原因になることが明らかになっています。

そのほか、過度の飲酒や喫煙も乳がんを発症するリスクになります。

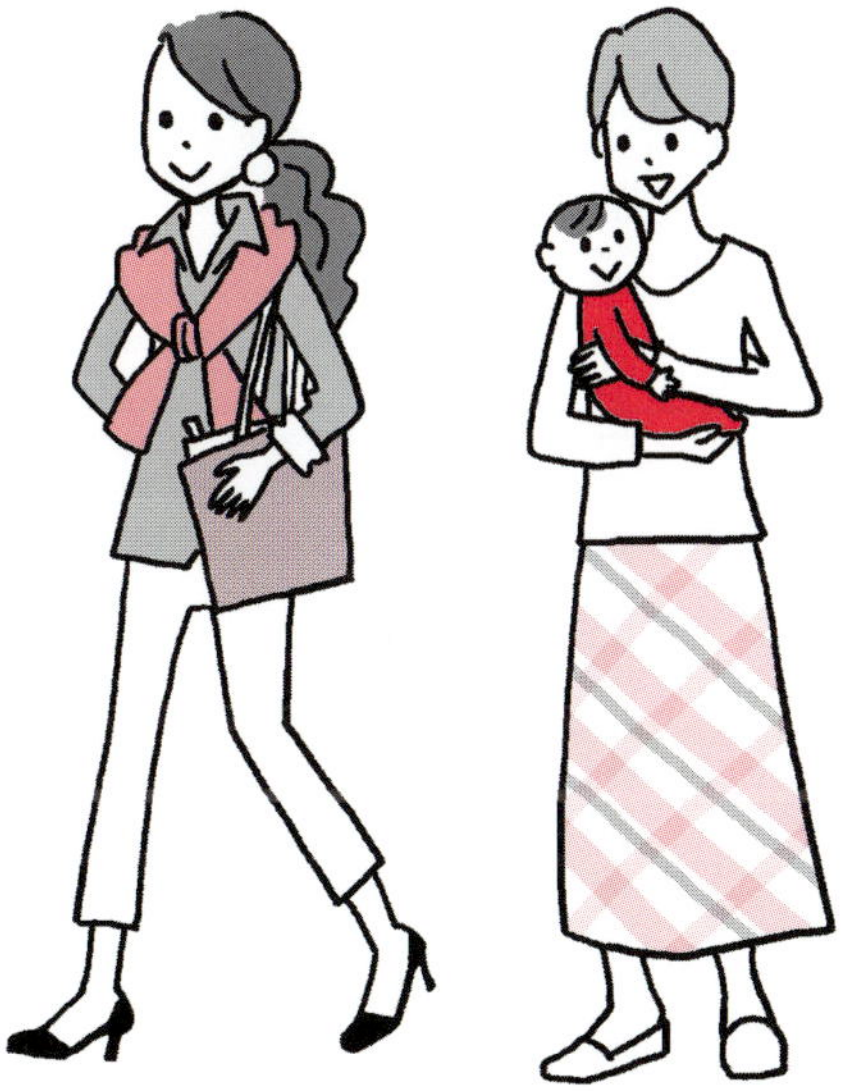

若くても発症する「遺伝性乳がん」

近親者の中に乳がんにかかった人がいる場合は、いない場合に比べて乳がんを発症するリスクが2倍以上高まるという調査報告があります。このような「家族性乳がん」は、乳がんになりやすい体質が受け継がれたり、似たような生活習慣が影響を与えたりして乳がんにかかるリスクを高めてしまうと考えられています。

さらに近年になって注目されているのが「遺伝性乳がん」です。これは、正常な細胞ががん化するのを抑える「がん抑制遺伝子」が欠如したり変異したりするがんで、両親のいずれかから遺伝します。現在、発見されているがん抑制遺伝子はＢＲＣＡ１とＢＲＣＡ２で、この遺伝子に異常がある女性の約70～80％が乳がんになるといわれています。最近ではＢＲＣＡ３という新しい遺伝子も予測されています。

遺伝性がんの特徴は、若い年齢で発症しやすい、乳がんと卵巣がんを併発しやすい、男性が発症することもある、などです。

がん抑制遺伝子の変異を調べる遺伝子検査もありますが、事前に適切な遺伝子カウンセリングを受けることが必要なため、実施している医療機関は限られています。また現在は、健康保険適用外なので費用は高額になります。

乳がん検診は通常、40歳以上が対象で、2年に1度受けることが推奨されていますが、両親のいずれかに遺伝性がんの人がいる場合は、18歳になったら月に1回はセルフチェック（48ページ参照）を行い、25歳以降は半年に1回は医師による視触診を、さらに1年に1回はマンモグラフィや超音波（エコー）検査（56ページ参照）などの検診を受けることが望ましいとされています。

乳がん遺伝子を持っている可能性チェック

血縁者に乳がんの人がいて、下記質問に一つでも当てはまると、
一般の人よりも乳がん遺伝子を持っている可能性が高くなります。

- ☐ 40歳未満で乳がんを発症した人がいる
- ☐ 年齢を問わず、卵巣がんを発症した人がいる
- ☐ 男性で乳がんを発症した人がいる
- ☐ 父方、母方どちらか一方の家系内で、２人以上乳がんや卵巣がんを発症した人がいる

出典：「ピンクリボンと乳がんまなびBOOK」社会保険出版社

乳がんに似た病気って？

月経の周期に伴う女性ホルモンの刺激で乳房のしこりや張り、痛み、乳頭からの分泌液が見られることがあります。これは、乳腺症と呼ばれ、年齢や出産などによって症状の出方が異なります。石灰化やのう胞が見られたりしますが、病気ではなく生理的な現象なので、治療も必要ないことがほとんどです。

乳腺線維腺腫という､15～20代くらいの若い年代から発生する良性の腫瘍では、弾力があってさわるとよく動くしこりができます。痛みはなく、月経前に大きくなったように感じることもあります。超音波やマンモグラフィで診断でき、経過観察となりますが、基本的に治療の必要はありません。

線維腺腫に似たしこりで急激に大きくなるものを葉状腫瘍といい、増大が著しい場合は、切除が必要です。

授乳期に起こりやすいのが、乳腺が細菌に感染して腫れや発熱、痛みを起こす乳腺炎です。ときとしてしこりをつくり、悪化すると乳頭から膿《うみ》が出ることもあります。抗生物質で治療しながら、搾乳して乳腺のうっ滞を改善する方法がありますが、薬の服用をした場合は母乳への薬の移行があるため、授乳を止めなければならないこともあります。

乳房にできるしこりは８割が良性といわれますが、自己判断は危険。しこりを発見したら必ず専門医の診断を受けるようにしましょう。

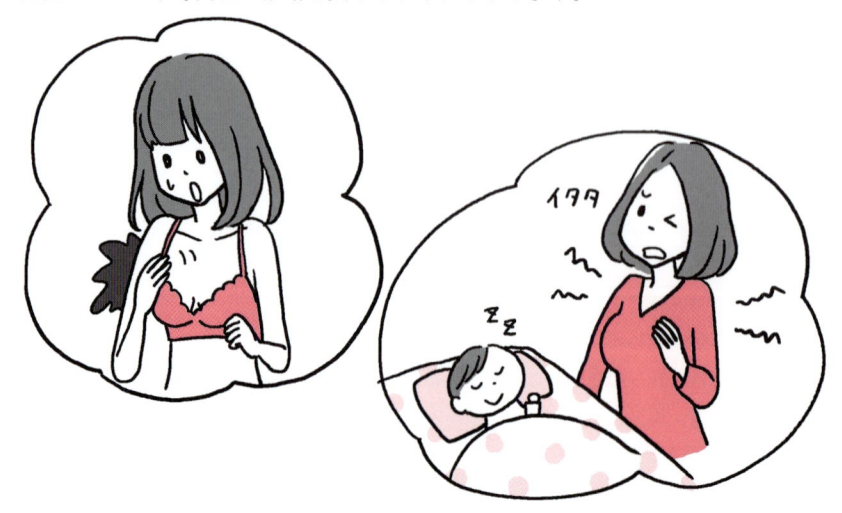

第3章

予防と早期発見に大切なこと

予防と早期発見に大切なこと

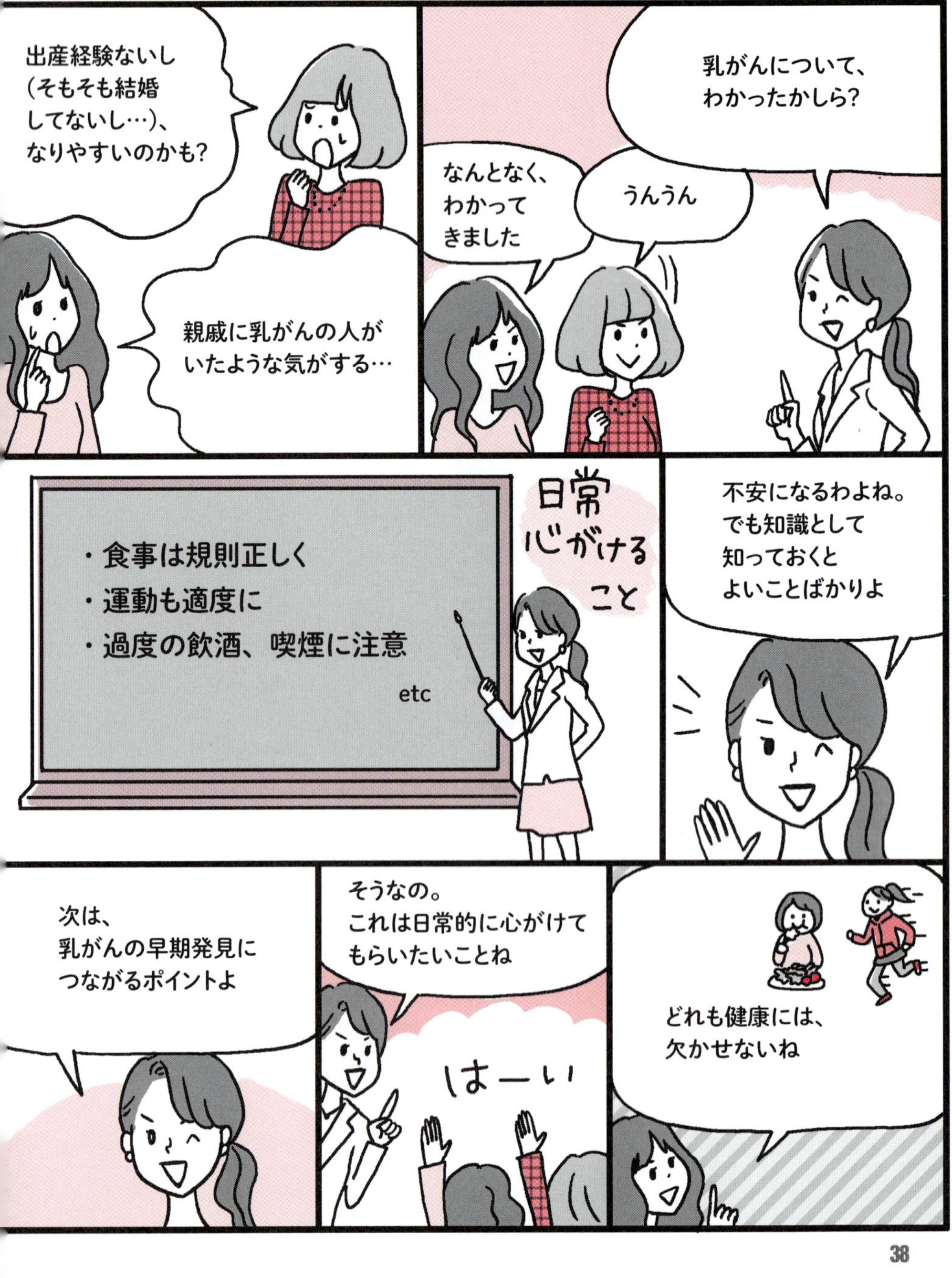

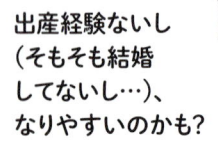

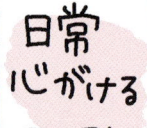

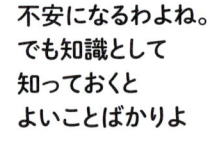

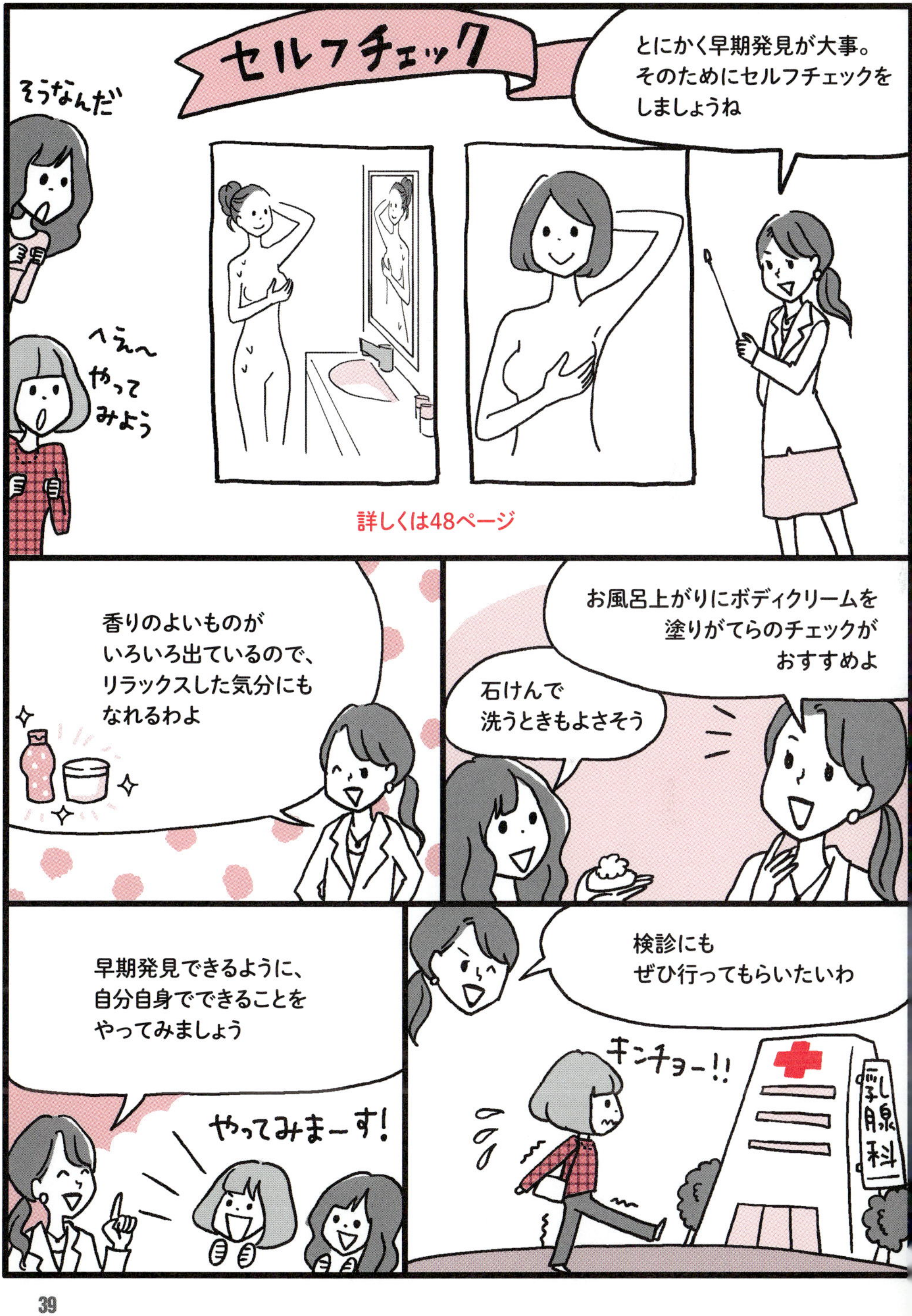
セルフチェック
とにかく早期発見が大事。そのためにセルフチェックをしましょうね
そうなんだ
へえ〜 やってみよう
詳しくは48ページ
香りのよいものがいろいろ出ているので、リラックスした気分にもなれるわよ
お風呂上がりにボディクリームを塗りがてらのチェックがおすすめよ
石けんで洗うときもよさそう
早期発見できるように、自分自身でできることをやってみましょう
やってみまーす!
検診にもぜひ行ってもらいたいわ
キンチョー!!
乳腺科

食事で乳がんを防ぐ

近年、乳がんを発症する日本人が増えていますが、その一因としてカロリー（エネルギー）と脂肪のとりすぎによる閉経後の肥満が指摘されています。乳がんを防ぐための食生活の原則は、高カロリーと栄養のアンバランスに注意することです。

まずはBMIで自分の肥満度を確認し、毎日の食事が適正なエネルギー量かどうかを見直してみましょう（左ページ参照）。

栄養バランスのとれた食事にするためには、次の4品を上手に組み合わせることが基本です。

◉たんぱく質源となる主菜（肉・魚・卵・大豆・大豆製品）
◉野菜や海藻類、キノコ類などの副菜
◉ごはん、パン、めん類などの主食
◉汁物やスープ

そして、脂身の多い肉や揚げ物など脂肪の多い食品や甘いお菓子は控えめにし、食物繊維や、発がん抑制作用のある抗酸化ビタミン（ビタミンA・C・E）を含む食品を積極的にとりましょう。

また、食事を抜いてドカ食いをしたり、急いで食べたり、アルコールを飲みながら食事をすると、過食につながります。1日3食を守り、ゆっくりと噛んで食べる習慣を身につければ、食べ過ぎの防止にも役立ちます。

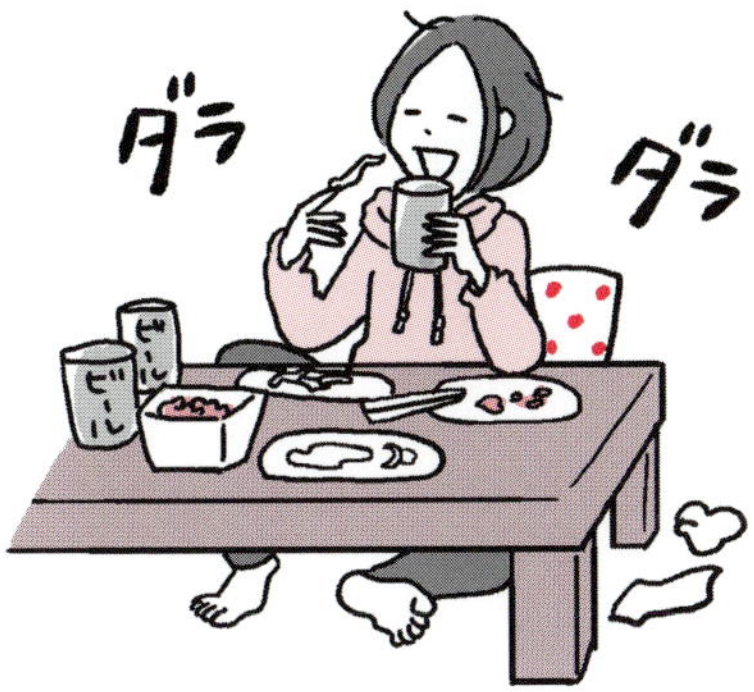

BMI値、適正なエネルギー量の計算方法

$$\mathrm{BMI} = \frac{\text{体重(kg)}}{\text{身長(m)} \times \text{身長(m)}}$$

18.5未満	→	低体重
18.5〜25未満	**→**	**標準体重**　ここを目指しましょう
25〜30未満	→	肥満度1
30〜35未満	→	肥満度2
35〜40未満	→	肥満度3
40以上	→	肥満度4

適正エネルギー量(kcal) = 標準体重(kg) × 身体活動量(kcal)

標準体重：身長(m) × 身長(m) × 22

※「22」は統計学的にもっとも病気になりにくいとされている数値

身体活動量：
肥満あり　20〜25kcal/kg
肥満なし　25〜35kcal/kg

身体を動かして乳がんを防ぐ

運動は体内の性ホルモン（女性ホルモンなど）やエネルギーバランスに影響を与えることが知られています。とくに閉経後の乳がんを引き起こすリスクの一つになる肥満を防ぐためには、適度な運動を続けることが必要です。もちろん閉経前の若いうちからの運動習慣づくりも大切です。運動をしないで、食事の量を減らしたり、ある特定の食品ばかりをとったりして無理な食事制限をして体重を減

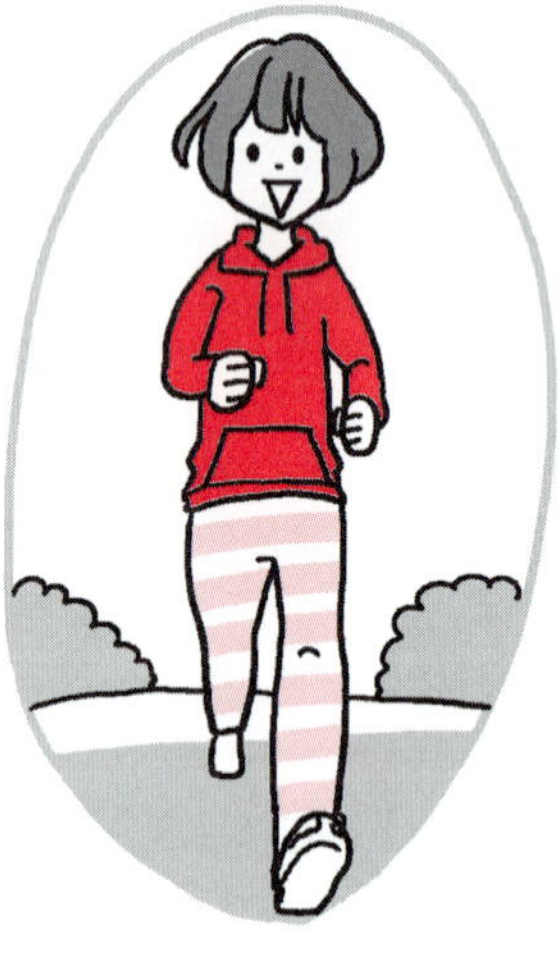

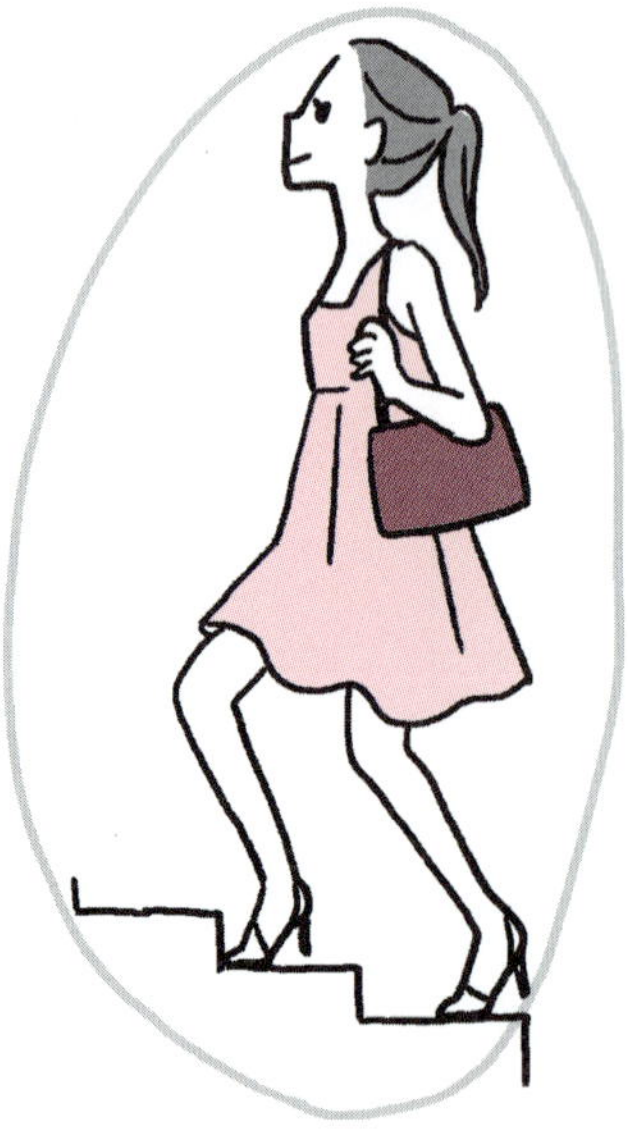

らすだけでは、予防としての意味はありません。また、運動をしないと筋肉が減り、基礎代謝（安静時に消費されるエネルギー）が低下し、太りやすくなったり、いったん体重が減ってもリバウンドが起こりやすくなったりします。食生活に気をつけるとともに、積極的に身体を動かして基礎代謝を高めることも心がけましょう。

運動といっても、激しいスポーツをする必要はありません。週1回、長時間の運動をするよりも、20～30分程度の軽い運動を定期的に継続する方が効果的です。

おすすめは、ウォーキングや水泳など、酸素をとり込んでエネルギーを消費する有酸素運動を週に3回、1回あたり30分程度継続することです。とはいえ、これまで運動する習慣のなかった人がいきなり運動を始めたり、運動をする時間がとれなかったりすると、途中で挫折してしまうことが少なくありません。

そこで、まずは日常生活のなかで積極的に身体を動かす習慣をつくることから始めてみましょう。たとえば、エスカレーターやエレベーターを利用せずに階段を使う、車の使用を減らして徒歩や自転車で移動する、掃除や買い物などの家事をまめにする、といったことを心がけるだけでも自然に運動への意識が高まり、筋肉量も向上し、基礎代謝が高まって閉経後の肥満予防につながります。

乳がんを防ぐための日常生活の送り方

乳がんを予防するうえで、食事だけでなく、飲酒の習慣にも注意する必要があります。これまでの研究で、過度の飲酒の習慣があると乳がんの発症リスクが高まることがわかっています。しかし、毎日お酒を飲む習慣のある人にとって禁酒をすることは生活の楽しみを奪われてしまい、ストレスにつながるかもしれません。飲む量と飲む日を減らすことを心がけ、1日あたりビールなら中ジョッキ1杯、焼酎なら2／3合、ワインならグラス2杯を目安にして休肝日も設けましょう。

また、タバコには発がん物質や有害物質が含まれ、喫煙は「百害あって一利なし」です。タバコの副流煙にも有害物質が含まれるため、家族に喫煙者がいる場合は禁煙に協力してもらいましょう。どうしても禁煙できない人は、禁煙外来を利用するのも一つの手です。

ストレスも、がんの発症に深く関係しているといわれています。日常的に強いストレスにさらされていると免疫力が低下し、がん細胞の発生に影響を与えると考えられ

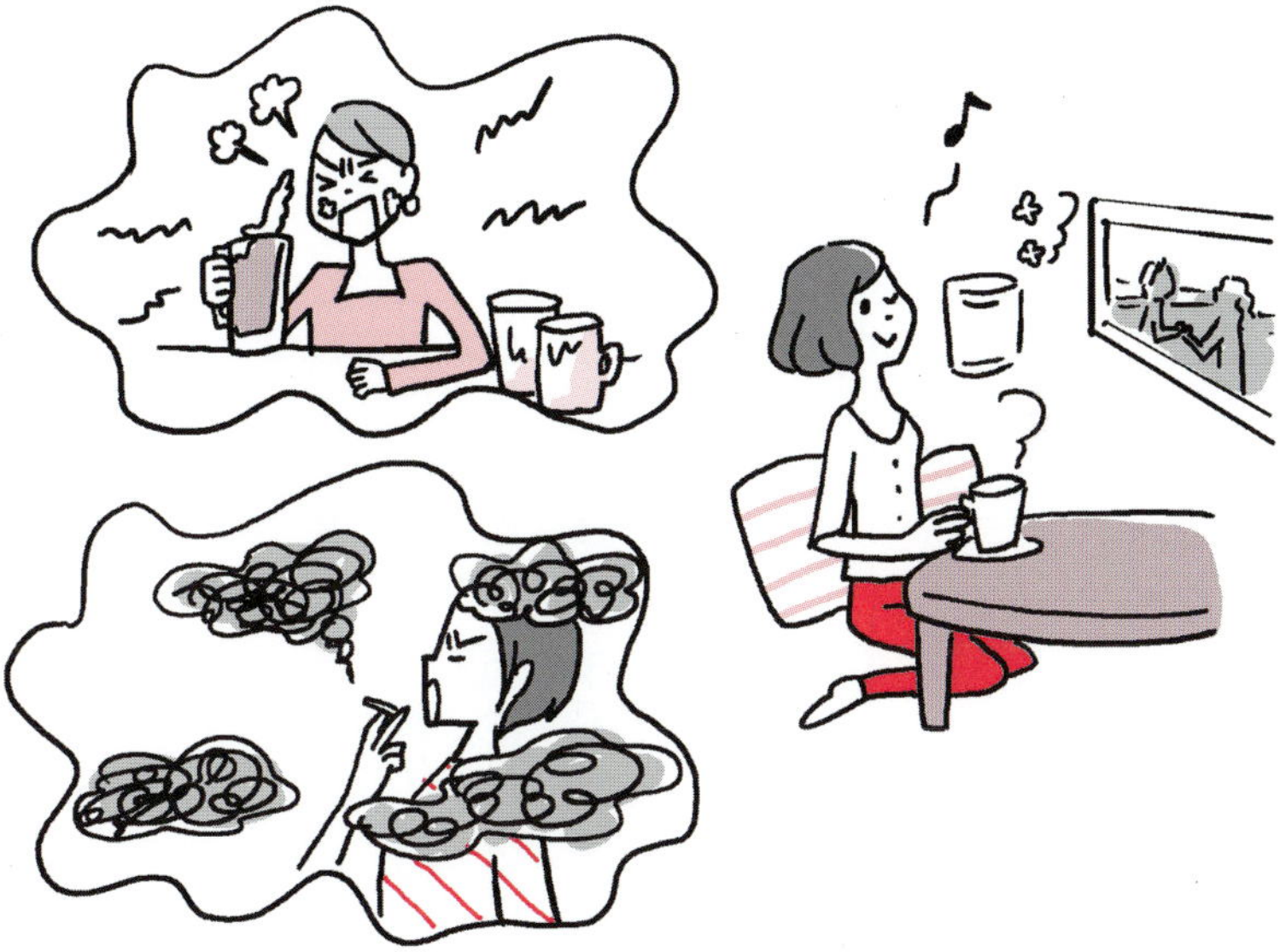

ています。また、ストレスがたまってやけ食いややけ酒をすると肥満につながります。自分なりのストレス発散法を見つけてリラックスする時間をつくることが大切です。

睡眠不足や不規則な睡眠も、乳がんの発症リスクを高めるといわれています。これは、暗い場所で就寝している間に分泌が促されるメラトニンというホルモンの不足が関係しています。メラトニンが不足すると、生体リズムを刻む体内時計が乱れ、さまざまなホルモンのアンバランスが起こり身体に悪影響が及ぶのです。夜ふかしはやめ、規則正しい生活を心がけましょう。

乳がんは早期発見が何よりも大切

どんながんでも早期に発見できれば治る確率は高くなります。しかし、肺がんやすい臓がんなど治りにくいといわれるがんの場合、身体の奥に発生するため症状があらわれにくく、画像診断などでもわかりにくいことから、早期発見が難しい傾向にあります。一方、乳がんの場合は、手でさわることのできる乳房に発生するので、定期的にセルフチェックを続けていれば、自分で気づきやすいといえます。

さらに早い時期の自覚症状がない段階でも、マンモグラフィや超音波（エコー）検査などの画像診断で非常に早い段階の乳がんを見つけることができます。

また、乳がんは、肺がんや肝臓がんと比べると生存率が高いという特徴もあります。国立がん研究センターの統計でも、日本では主要部位のがんのなかでは乳がんの生存率がもっとも高く、5年相対生存率は80％を超えています。日本に比べて乳がんの患者数の多い欧米でも、乳がんで死亡する人は減ってきています。

乳がんの生存率が高い理由として、検診が普及してきたことで早期に発見して早期に治療を受ける人が増えてきたこと、手術、放射線、化学療法、ホルモン療法など治療法の組み合わせをがんの性質に適した内容で選択して行えること、分子標的薬など新薬の開発が進んでいること、などがあげられます。

乳がんは手遅れになると命にかかわる病気ですが、発見が早ければ早いほど治療効果や治癒率は高くなるのです。「気にはなっている」「情報は知っているが検診に行ったことはない」という人は、ぜひ一歩を踏み出して、検診を受けてみてください。

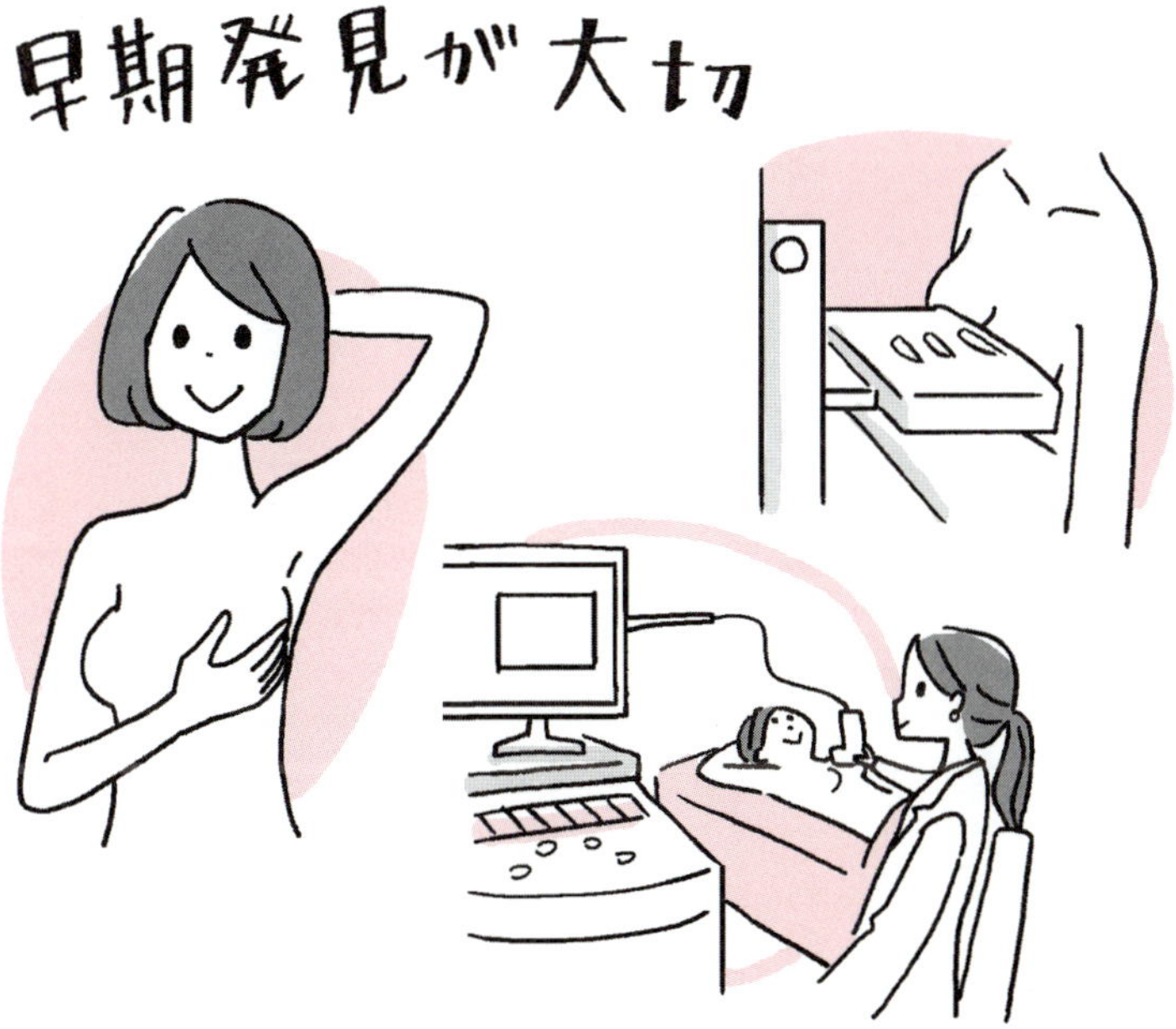

セルフチェックを習慣にしよう

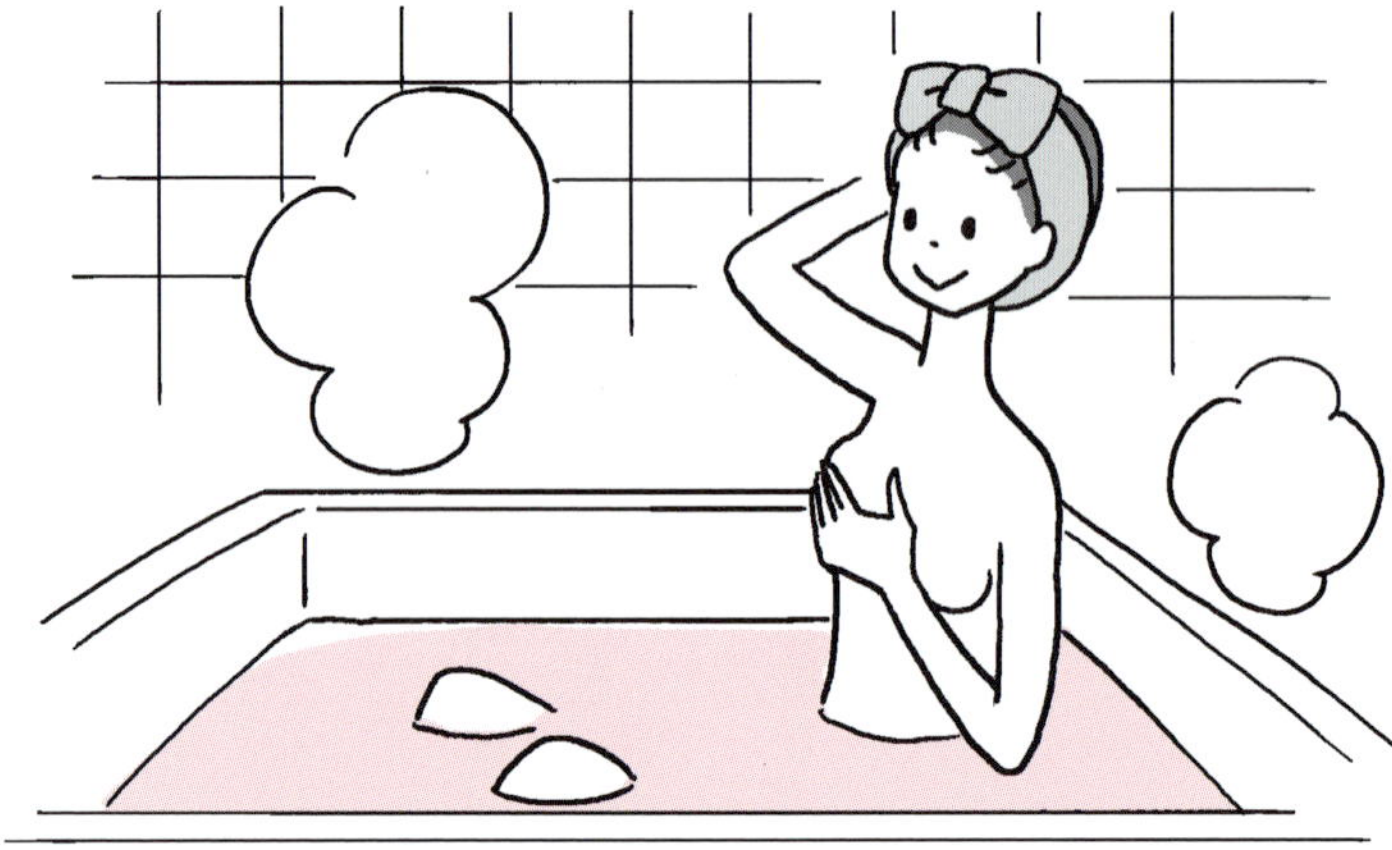

日ごろから自分の目と指で乳房の状態をチェックしていれば、早期発見に役立ちます。実際、乳がんの発見のきっかけでもっとも多いケースは、乳房にさわったらしこりを見つけたというものです。

乳がんの兆候に気づくためには、ふだんから自分の乳房の状態をよく知っておくことが大切です。入浴時に素手で乳房を洗い、乳房をさわったときの感覚を覚えておきましょう。正常な状態からの〝変化〟を早期に発見すること、これが乳房のセルフチェックの基本的な考え方です。

月経のある人は、排卵後から月経前まで乳腺が肥大するため、乳房の張りや痛みを感じやすく、月経後には乳房が軟らかくなるのが一般的です。したがって、月に1回、月経が終わった数日後の時期に乳房のセルフチェックを行うことが理想的です。閉経後の人は、毎月1日など、月内で日を決めてチェックする習慣をつければ、忘れる心配がなくなるでしょう。

●セルフチェック方法

ここでは「鏡の前で見てみる」「立ち姿勢でさわってみる」「寝姿勢でさわってみる」チェック法を紹介します。

乳房のしこり、腫れ、えくぼ状の引きつれ、へこみ、色、乳頭からの分泌物の有無などを念入りにチェックしてください。一般的に、乳がんが1～2センチ以上になると、こ

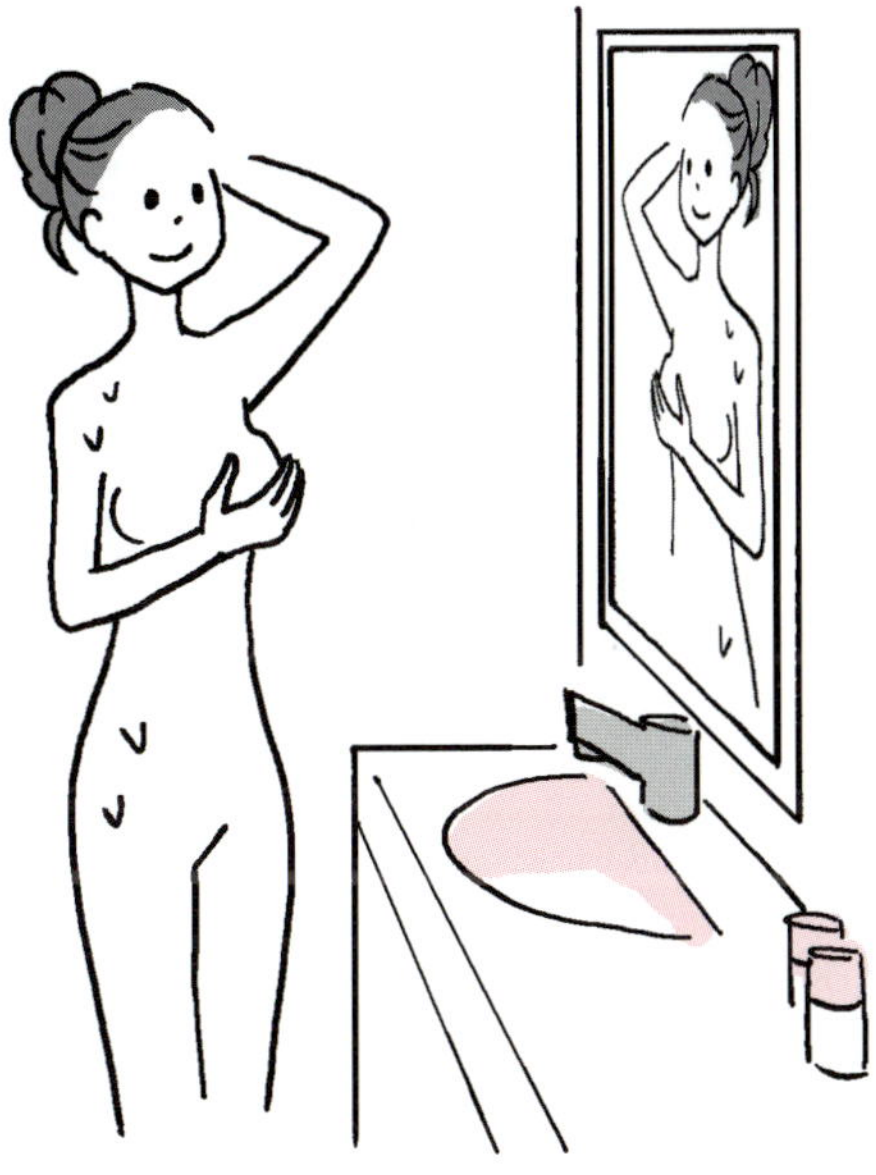

れらの症状があらわれることがあります。
妊娠中・授乳中の人は、乳房が張り、乳汁が乳腺内に充溢《じゅういつ》したり、乳腺自体が肥大化したりすると、しこりを見つけにくくなります。したがって、できるだけ妊娠前に検診をしっかり受けておくことが大切です。また授乳中でもないのに乳頭から分泌物が出ることもあるため、下着が汚れていないかどうかもチェックするようにしましょう。

セルフチェックが終わったら、乳房の様子を記録しておきましょう。なにかの変化に気づいたら、どの部位にどのような異常を見つけたか、できるだけくわしく具体的に書いておきます。受診時に、その記録を医師に見せれば、診断にも役立ちます。

セルフチェックを続けて気になる変化を見つけたとき、本やインターネットなどで得た知識で、勝手に良性と決めつけるのは禁物です。逆に、症状があっても、それが乳がんによるものとは限りません。良性の腫瘍の可能性もあり、別の病気で同じような症状があらわれることもあります。

セルフチェックで見つけていたのに受診のタイミングが遅くなったために進行してしまっては、元も子もありません。なんらかの変化や異常に気づいたら、不安を解消するためにも速やかに乳腺の専門科（乳腺科、乳腺外来など）を受診しましょう。

●鏡の前でチェック●

両手をあげた状態、下げた状態のどちらも見るようにしましょう

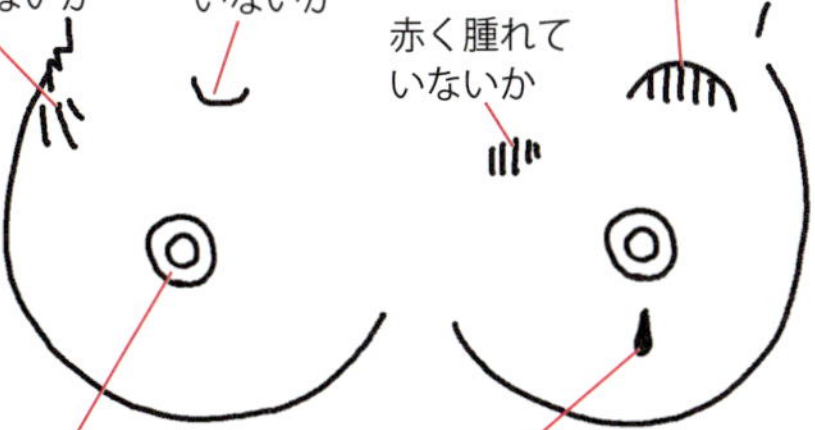
皮膚がひきつれていないか
へこんでいないか
赤く腫れていないか
盛り上がっていないか
乳首が陥没していないか
乳首から分泌物が出ていないか

●さわってチェック●

さわる範囲は、鎖骨の下〜胸全体。乳房の外側は、わきの下までさわりましょう

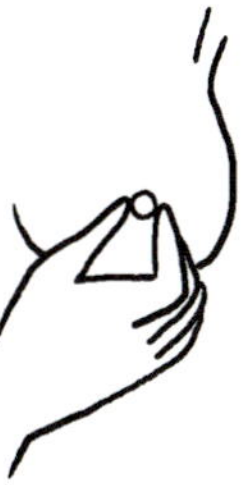

親指と人差し指で乳首や乳輪をつまみ、分泌物が出ないかを確認する

立ってさわる

さわる側の腕を上にあげて、指の腹で小さな「の」の字を連続して書くようにすくいあげてさわります。石けんで洗いながら、またはお風呂あがりにボディクリームを塗りながらやると、すべりがよくなり調べやすくなります

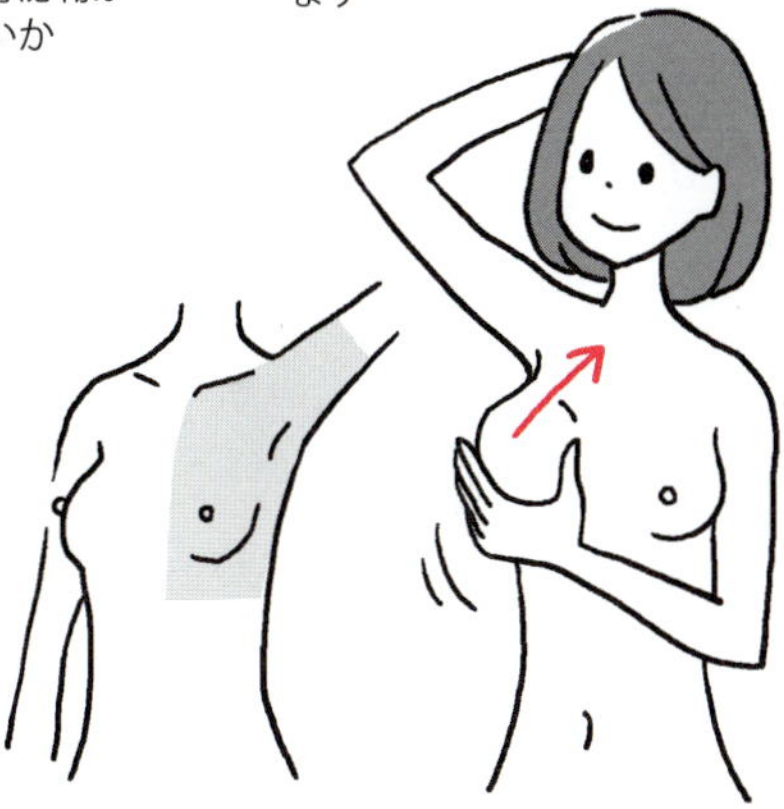

寝てさわる

肩の下にたたんだタオルや枕を入れ、乳房を広げてさわる側の腕を上にあげます。指の腹を使ってさわります

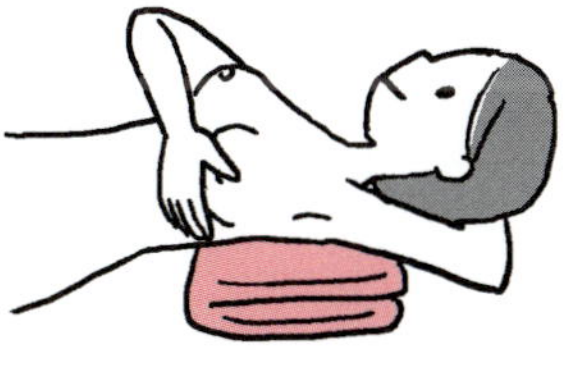

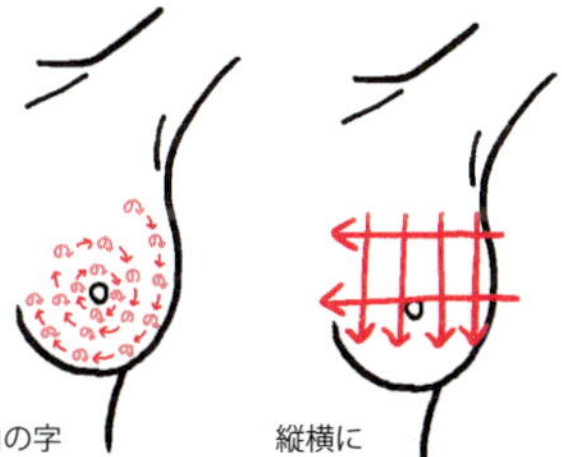

「の」の字をかく

縦横にさわる

乳がん検診を受けましょう

乳がんの発見にはセルフチェック(48ページ参照)が重要になりますが、初期には自覚症状がないことも多くあります。乳がんを早期に発見するためには、症状がないうちから定期的に乳がん検診を受けることが唯一の方法です。

自治体が行う住民検診の乳がん検診は乳がん診療ガイドラインにより、40歳以上の女性を対象に2年に1回受けられます。医師による視触診に加え、マンモグラフィが行われるのが一般的です。

しかし、40歳未満の人や40歳以上でも乳腺が発達している人は、マンモグラフィのみでは乳がんが見つかりにくい場合があり、超音波（エコー）検査などを組み合わせる方法も検討されています。マンモグラフィと超音波検査との組み合わせでがんの発見の効果がより高まります。とくに家族に乳がんや卵巣がんになった人がいる人、長期間ピルを使っているなどリスクの高い人は、住民検診がスタートする40歳より前に、自分で適切な検査を受け始める必要があります。乳がん検診は、市区町村が実施する住民検診のほか、健康保険組合が行う健康診断に含まれている場合もあります。
また、個人が任意で乳がん検診を受けることもできます(費用は自己負担)。定期的にセルフチェックを続けるとともに、30代になったら早めに乳腺のかかりつけ医をさがして受診し、自分に合った検査方法を相談することをおすすめします。乳がん検診を受けた結果、「要精密検査」という通知が届いた場合には、乳がんという確定診断がついたわけではなく、「乳がんの可能性があるので精密検査を受ける必要がある」という意味です。がんではないことを確認し安心するために、また、たとえ乳がんであっても早く治療を始めるために、必ず乳腺の専門科で精密検査を受けましょう。

なお、乳がん検診は症状がない人の早期発見を目的としたものです。すでになんらかの症状があらわれている場合には、乳がん検診を待たず、速やかに乳腺の専門科を受診しましょう。

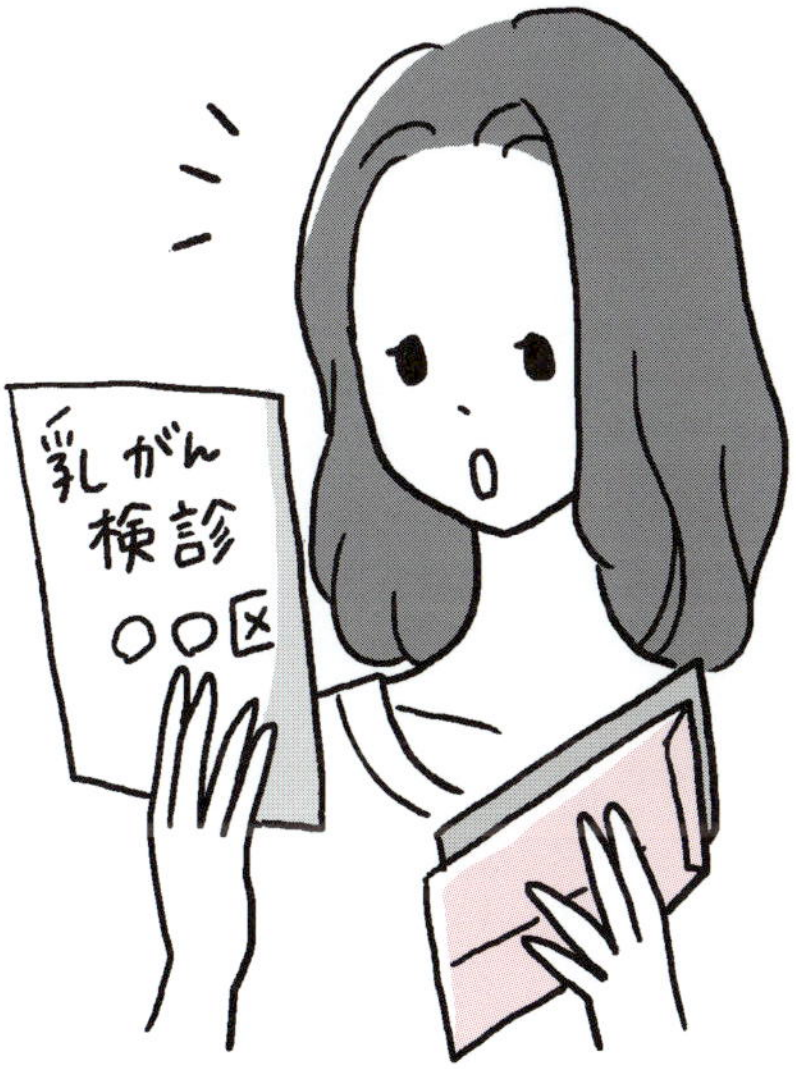

乳房に異常を感じたら

セルフチェックで今までなかったしこりや痛みを感じたら、乳腺科を受診しましょう。乳腺科という言葉を聞きなれない方も多いと思いますが、乳がんだけでなく、乳房の病気の診察と治療を行う専門医です。

大学病院や総合病院では、精密検査を行い、乳がんと診断された場合はそのままその施設で治療を受けられることがメリットですが、診察から結果が出るまで何度も受診する必要があったり、混雑して時間がかかったりします。

一方、乳腺クリニックでは、大きな手術や入院が難しい場合もありますが、必要であればすぐに精密検査を行い、早いところではその日のうちに結果が出せたり、手術や治療を行う病院と迅速に連携できることがメリットです。また、治療中は病院と併行してクリニックがきめ細かく治療をサポートしてくれます。

いずれにしても、異常に気づいたら日本乳癌学会の〝認定施設〟あるいは〝認定関連施設〟（http://www.jbcs.gr.jp/）を参考に受診することをおすすめします。

また、医師と信頼関係を築けること、そして通いやすさも考慮して、病院を選びましょう。

乳腺科を受診したら、問診、視診、触診、マンモグラフィや超音波（エコー）といった検査を受けます。この検査でがんが疑われたら、そのしこりが良性なのか悪性なのかを調べる細胞診や組織診を行います。

乳がんの確定診断が出たら、次はMRIやCT検査などをします。腫瘍の大きさや位置、浸潤の程度と、リンパ節や肝臓、骨など、ほかへの転移がないかを調べます。これによって治療方針や切除の範囲を特定します。

治療には切除だけでなく、がんの性質に応じて薬物療法や放射線治療などを組み合わせます。がんの状態と、それぞれの治療法の長所と短所を理解することが大切です。さらに、仕事や家庭があって時間をとれない、乳房は残したい、治療にかかるお金などによっても、治療法の組み合わせや選択は変わります。

自分で調べられることも多くありますが、もっとも大切なのは、主治医としっかりとコミュニケーションをとり、質問や疑問を解決し、自分が何を優先して治療に臨みたいかをしっかり主治医に伝えながら治療を選択していくことです。

問診、視触診、マンモグラフィで検査をしよう

初診のときには、必ず問診を受けます。いくつかの質問は乳腺科の特徴的な内容ですが、医師の診断にとても重要な情報です。一般的には下表のような内容で問診票を記入します。

次に視診です。左右の乳房の大きさに違いがあるか、皮膚の陥没や発疹があるか、乳頭に変形があるかなどを医師が診ます。もちろん肌を直接診ますから、脱ぎ着がしやすい、上下がわかれた前開きの洋服を着ていく方がよいでしょう。

一般的な問診で聞かれること

- ⊙**自覚症状**→乳房のしこり、痛み、分泌物が出る、検診で指摘された、など。「その症状はいつからですか」
- ⊙**いままでにかかった病気**→乳腺の病気には女性ホルモンが影響するので、とくに婦人科の病気にかかったことがある人は治療内容も伝えます
- ⊙**治療中の病気**→ホルモン補充療法やピルの使用も含め、飲んでいる薬やアレルギーも重要な情報です
- ⊙**妊娠・妊娠の可能性・出産・授乳の経験**→妊娠中はマンモグラフィによる被ばくが胎児に影響を与える危険があるので、検査方法を検討します
- ⊙**月経の状況**→「最終月経は何月何日から何月何日ですか」、「周期は規則正しいですか」月経不順や更年期では乳房の張った感じや痛みを感じることがあります。月経の状況によって検査に支障が出る場合もあります
- ⊙**家族に乳がんになった人がいるか**→近い関係の家族に乳がんの患者がいると、遺伝的なリスクを考慮します
- ⊙**乳がん検診やセルフチェックをしているか**→検診の結果が参考になります

触診では、乳房にふれて、しこりとその大きさ、形、硬さ、可動性を診ます。押してみて痛いところがあれば、医師に伝えます。さらに、圧迫したときに乳頭から分泌物が出るか、わきの下やリンパ節に腫れているところがあるかどうかも、大切なチェックポイントです。

●マンモグラフィと超音波検査

マンモグラフィとは、乳房専用のエックス線検査です。乳房を上下・左右から透明な板にはさんで撮影します。乳房は厚みがあって立体的ですから、そのまま撮影すると、血管や脂肪、乳腺が重なってしまい、詳細を十分にとらえることができません。圧迫して薄く伸ばすことで、診断に必要な画像を撮ることができ、放射線の被ばく量を最小限にできます。

圧迫するので痛みがありますが、検査時間は10分程度で乳房をはさむのはそのうちのほんの数秒間。乳房が張っていて痛みを感じやすい月経前を避け、月経中から開始後7～10日ころに受けると、比較的痛みが少ないようです。

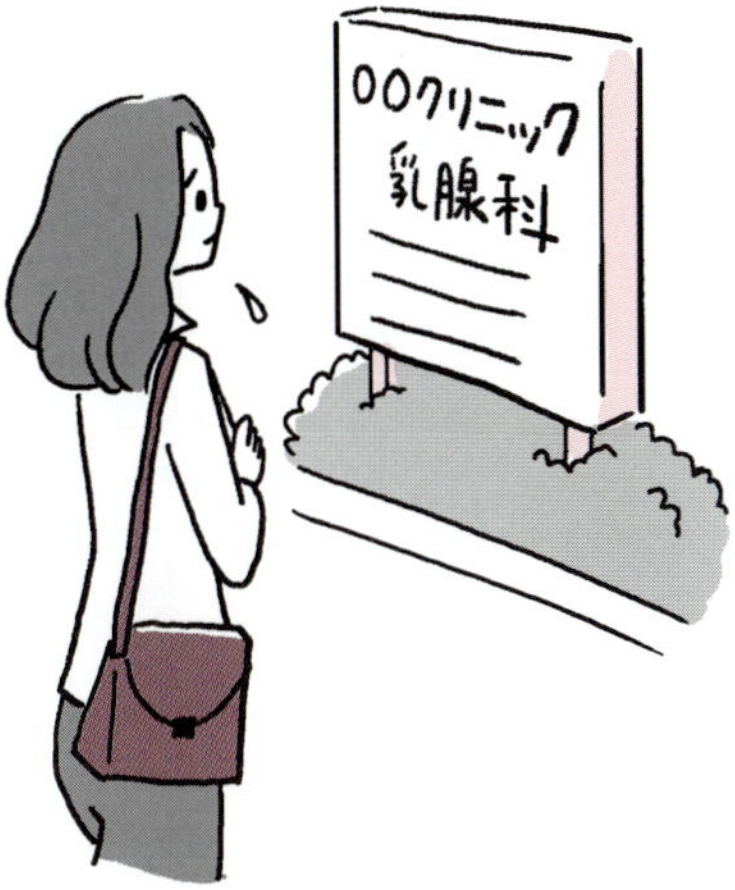

マンモグラフィの画像は視触診では見つけられない小さながんの徴候（石灰化）が白く点状に映ります。石灰化は乳腺の発達の程度にかかわらず、マンモグラフィで鮮明に映し出されますが、しこりは乳腺と同じ淡い白色で映るため、乳腺が発達している閉経前の女性では、マンモグラフィには乳腺に紛れて映りにくい場合があります。したがって、乳腺の発達している乳房内のしこりの発見には、マンモグラフィより超音波が適しています。一般に閉経後は、徐々に乳腺が萎縮し、脂肪に置きかわるためマンモグラフィの見え方が全体に黒っぽくなり、白いしこりの影が見えやすくなります。

超音波（エコー）検査では、周波数の高い音波（超音波）を乳房にあてて、組織から跳ね返ってきた反射波を画像にして診断します。エックス線の被ばくがないので、妊娠中やその可能性がある人でも受けることができます。

検査はまず、仰向けに寝て超音波を通しやすくするジェルを胸に塗ります。検査用の端子（プローブ）を乳房にあてて画像を診ます。超音波検査ではしこりのあるところは黒く映り、数ミリ程度の小さなしこりも見つけることができます。気になるところを重点的に調べることができ、しこり内部の状態（良性か悪性か）を知ることもできます。

弱点は、石灰化は超音波検査では詳しく映し出せないことです。マンモグラフィと組み合わせて診断することで、しこりも石灰化も見落としなく診断することができます。

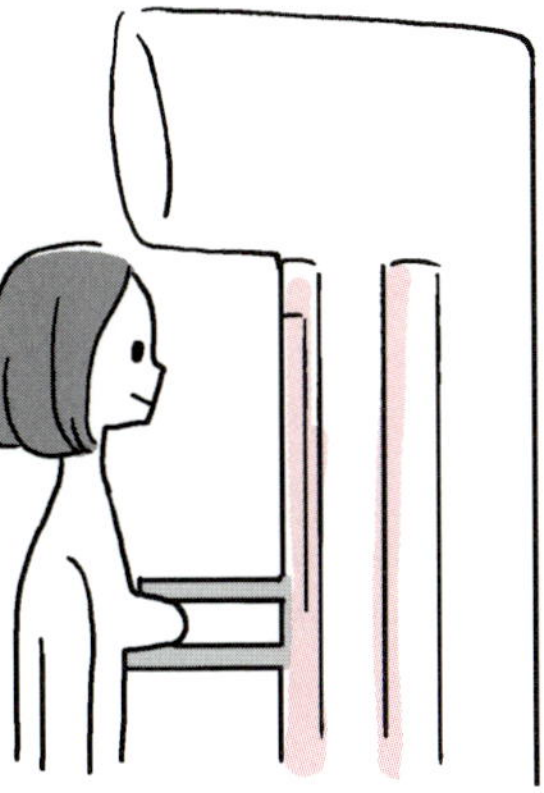

マンモグラフィのメリット、デメリット

メリット→視触診では見つけられない小さながんの徴候（石灰化）がわかりやすい

デメリット→乳腺も白く映るため乳腺が発達しているとしこりが乳腺に紛れてしまう

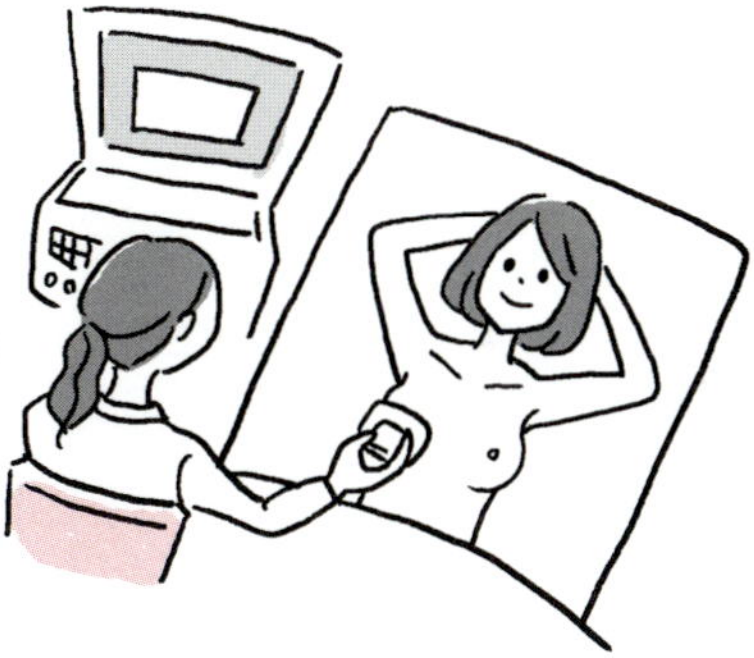

超音波のメリット、デメリット

メリット→しこりが黒く映るので、小さなしこりでも見つけやすい。エックス線ではないので、妊娠中でも受けられる

デメリット→石灰化が詳しく映し出せない

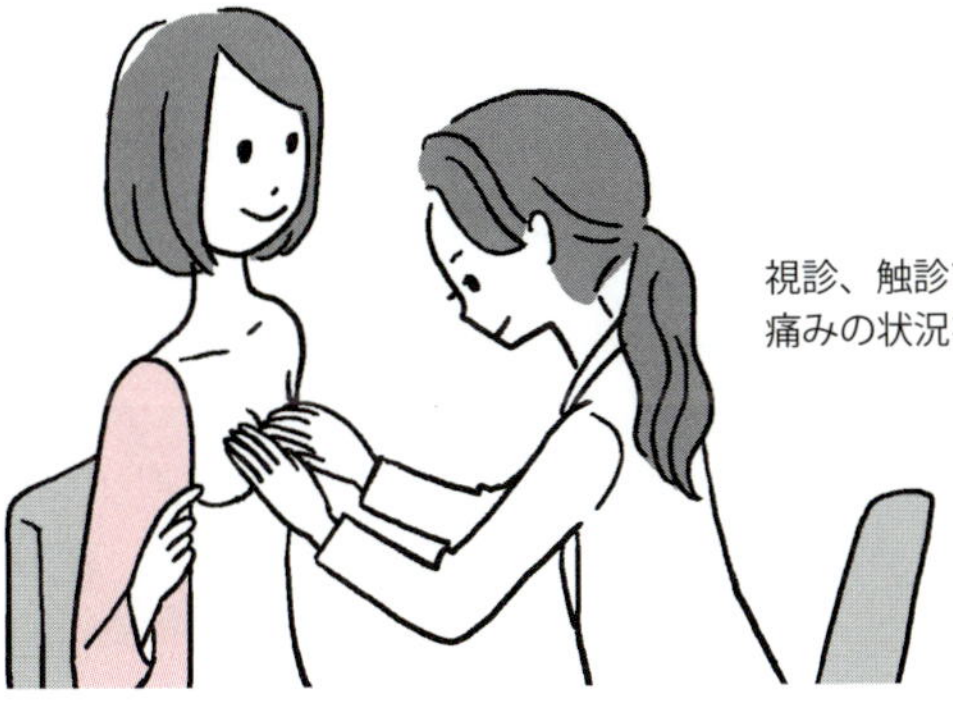

視診、触診でしこりや痛みの状況を医師に伝える

妊娠中に乳がんになってしまったら？

妊娠中に乳がんと診断されても、出産をあきらめる必要はありません。しかし、胎児に影響を及ぼす検査・治療があるので、注意が必要です。

超音波、細胞診、針生検は、妊娠初期〜後期のいつでも受けることができます。マンモグラフィは被ばくを伴う検査なので、どうしても必要な場合はお腹に放射線があたらないよう、鉛エプロンで保護して撮影します。ＭＲＩとＣＴは、被ばくや強力な磁場が胎児に影響してしまうので、特段の理由がない限りは行いません。

妊娠初期は赤ちゃんの身体の器官ができる大切な時期ですから、奇形や流産の危険を考慮して治療はできません。中期以降は手術もでき、種類によっては薬物療法も可能ですが、ホルモン療法、分子標的治療薬はすべての期間を通して禁止されています。出産後に薬物治療を受ける場合は、薬剤が乳汁に混ざるので授乳は避けなければなりません。

また、妊娠が乳がんの進行や再発に与える影響はほとんどないといわれています。乳がんの治療後でも妊娠・出産は可能で、不妊や奇形などの危険が高まることはありません。

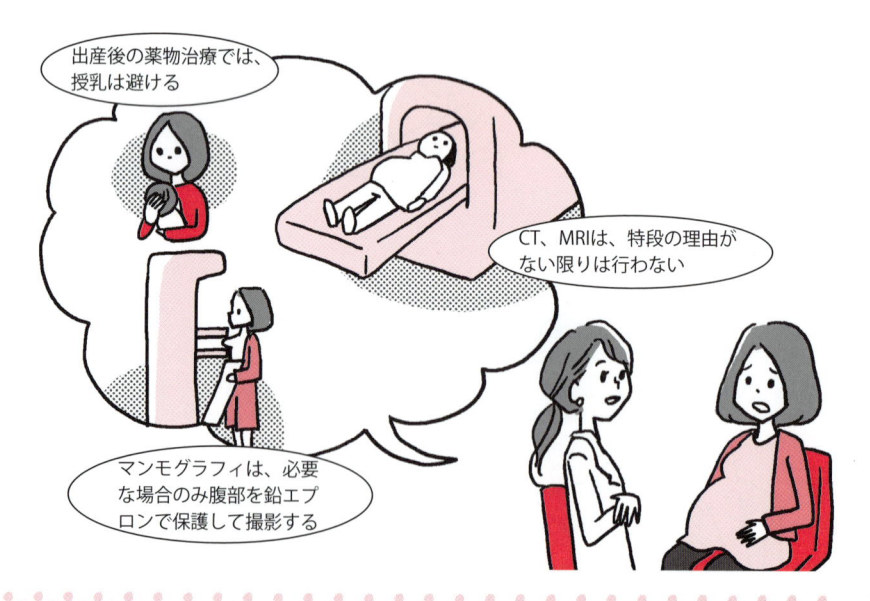

第4章

もし乳がんになってしまったら

もし乳がんになってしまったら

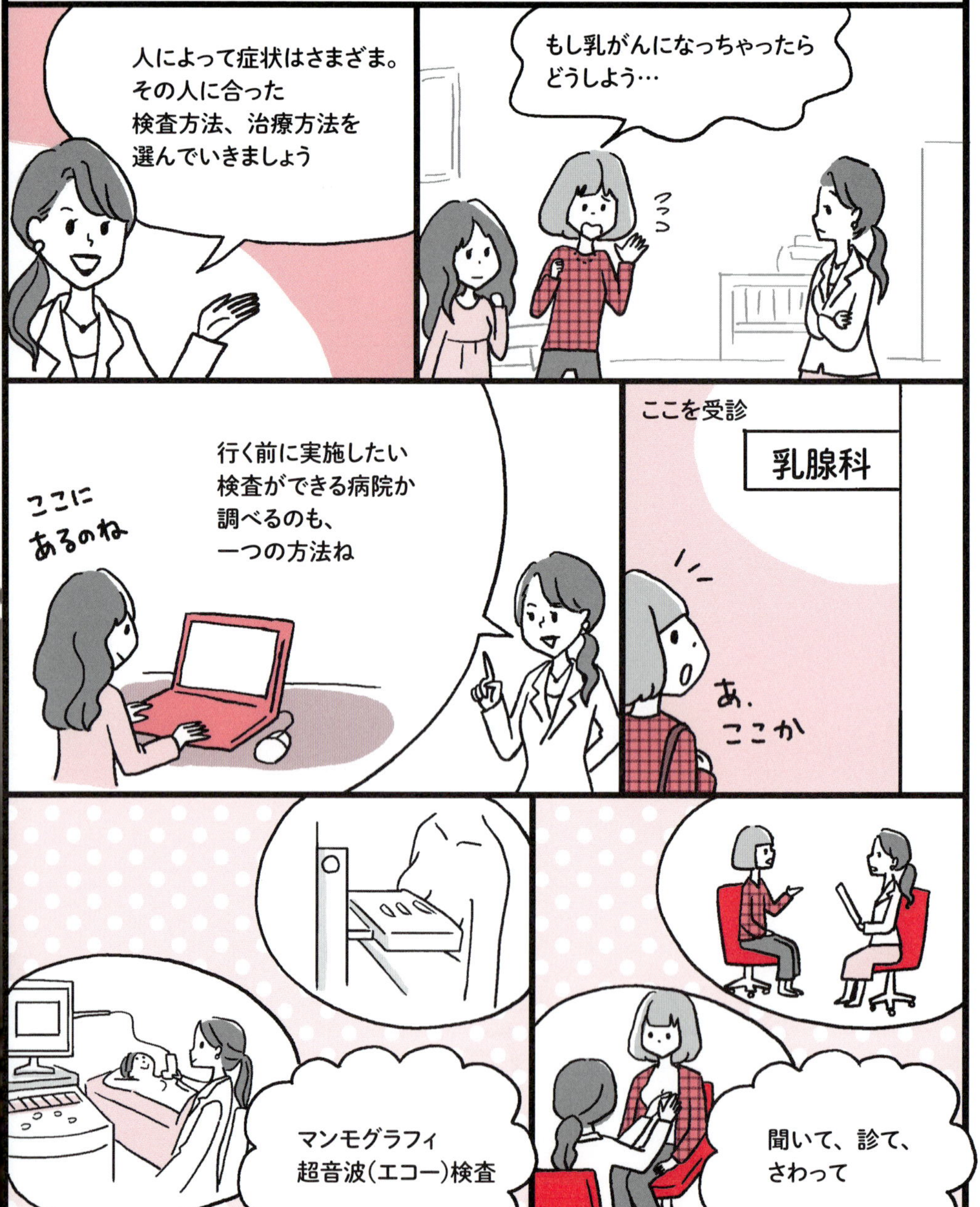
人によって症状はさまざま。
その人に合った
検査方法、治療方法を
選んでいきましょう
もし乳がんになっちゃったら
どうしよう…
行く前に実施したい
検査ができる病院か
調べるのも、
一つの方法ね
ここに
あるのね
ここを受診
乳腺科
あ.
ここか
マンモグラフィ
超音波（エコー）検査
聞いて、診て、
さわって

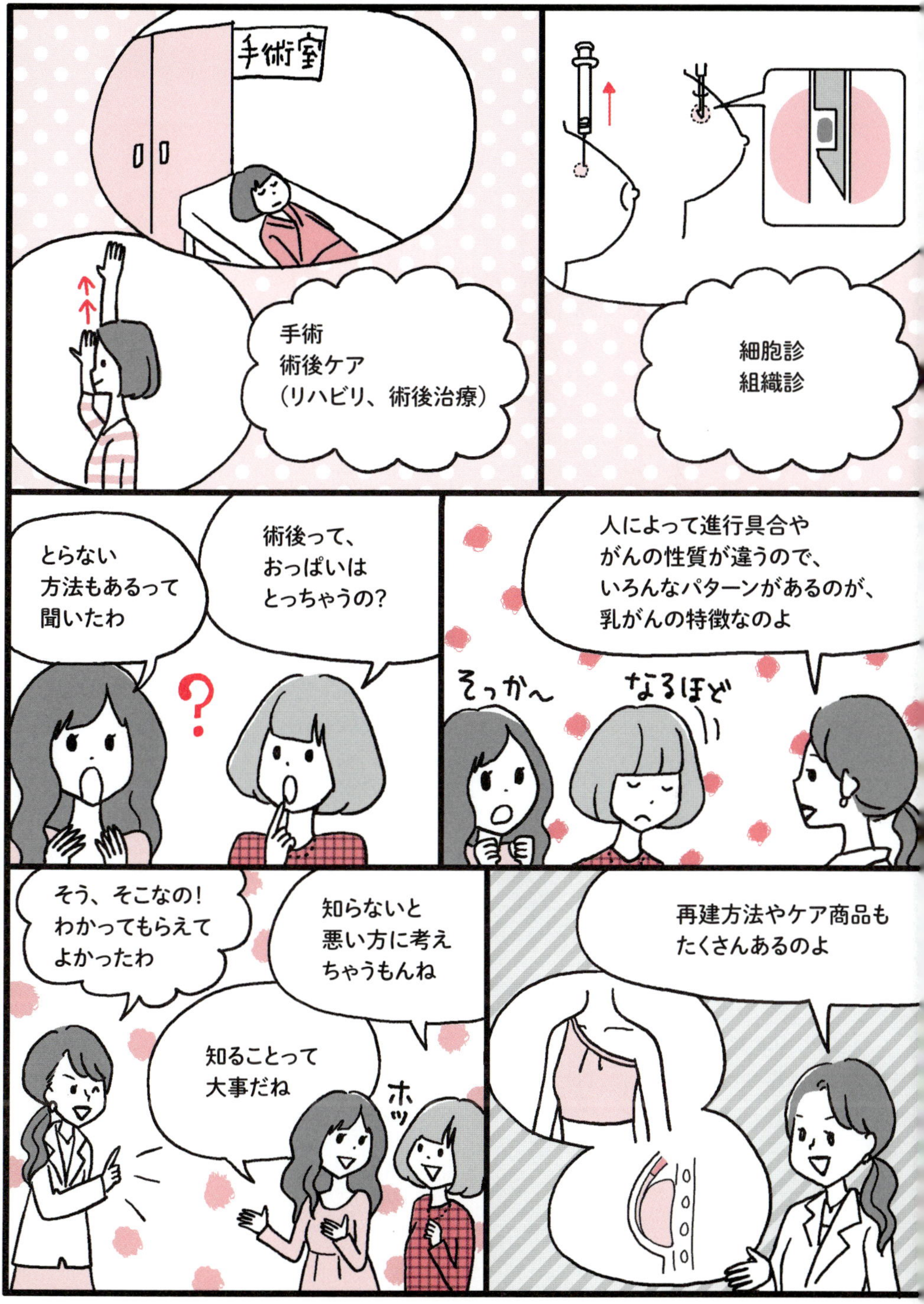

手術室
手術
術後ケア
（リハビリ、術後治療）
細胞診
組織診
とらない
方法もあるって
聞いたわ
術後って、
おっぱいは
とっちゃうの？
人によって進行具合や
がんの性質が違うので、
いろんなパターンがあるのが、
乳がんの特徴なのよ
そっか～
なるほど
そう、そこなの！
わかってもらえて
よかったわ
知らないと
悪い方に考え
ちゃうもんね
知ることって
大事だね
ホッ
再建方法やケア商品も
たくさんあるのよ

細胞診・組織診で詳しく調べる

マンモグラフィや超音波（エコー）検査で、乳がんの可能性があると診断されたら、細胞診あるいは組織診を行います。細胞診とは、しこりに細い注射針を刺して細胞を吸引して採取し、顕微鏡で見る検査（穿《せん》刺《し》吸《きゅう》引《いん》細《さい》胞《ぼう》診《しん》）です。針を刺すので痛みがありますが、麻酔はしません。乳頭から分泌物がある場合は、その分泌物の細胞も調べます。

判定は「正常あるいは良性」「鑑別が難しい」「悪性の疑い」「悪性」の4項目と、「検体不適正（細胞の量が不十分だった、標本が作成できない）」にわけられます。

細胞診で「悪性の疑い」「鑑別が難しい」「検体不適正」とされたら、組織診を行います。また最近では、多くのサンプルを乳腺から採取して的確に診断をつけるために細胞診を省略し、はじめから組織診を行うことも多くなりました。

組織診とは、しこりの組織を針で切除、採取して顕微鏡で見る確定診断です。超音波でしこりの位置を確認しながら、局所麻酔をして直径2～3ミリの太い針で採取する針生検《はりせいけん》（CNB）が一般的ですが、しこりの状態によりマンモグラフィや超音波検査でしこりの位置を確認しながら局所麻酔をして組織量を多く採取できる吸引式針生検（マンモトームなど）も選択されます。

　これらの精密検査の結果が良性ならば、3か月から1年に1回の間隔で経過を見ることになります。医師に指示された受診間隔を守って診察を受けましょう。検査の結果が悪性の場合は、乳がんの治療に進むために、MRI（造影剤を注入してがんのある部分を白く映し出す検査）、CT検査（全身の断面を見ることができるエックス線撮影）などをします。

　CT検査は、がんのほかの臓器への転移も調べることができます。

穿刺吸引細胞診

しこりに細い注射針を刺して、
細胞を吸引して採取する

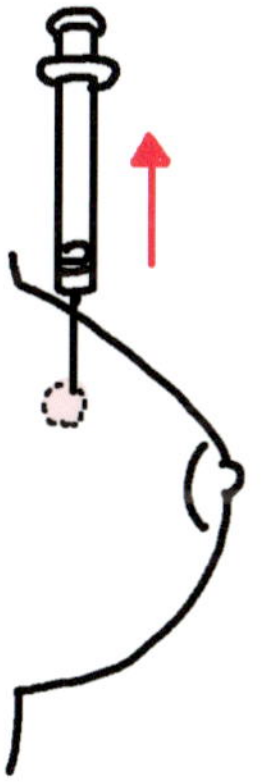

針生検

局部麻酔をして、直径2～3ミリの
太い針を刺して、細胞を採取する

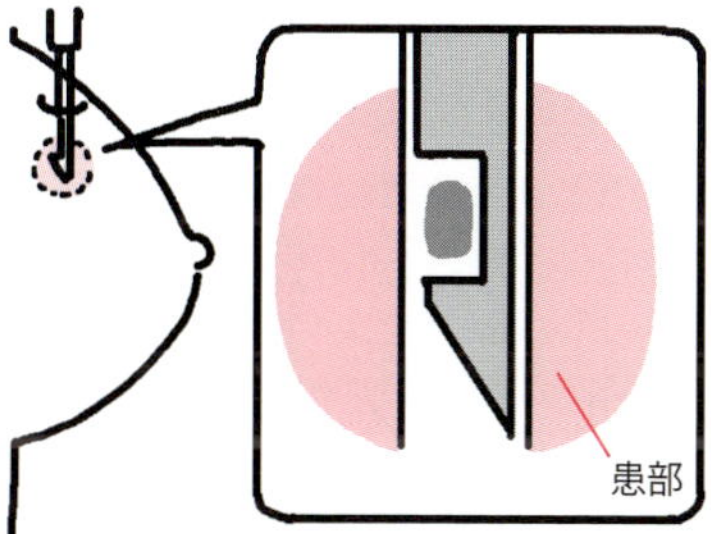

かぎざき状の針をしこりの内部に入れその周囲にトンネル状の針を進めて、しこりの一部を切り採る

セカンドオピニオンを聞くことも一つの方法

「セカンドオピニオン」という言葉を耳にしたことがあると思います。「第二の意見を求める」という意味です。自分のがん細胞がどんな性質なのか、治療法はほかにないのかなどを、別の病院の先生に尋ねてみるのです。主治医を信じないで病院を変える、ということではありません。別の病院に行ったからといって、必ずしも違う意見が出てくるわけでもありません。

まずは、自分の病状と治療法を理解できるまで、主治医から説明を受けましょう。それでも、十分に理解できない場合や治療方法を確かにしたい場合などは、セカンドオピニオンが役に立つこともあります。その場合は、セカンドオピニオンの希望を主治医に伝えます。

セカンドオピニオンのために別の病院で改めて検査や診察をやりなおすのは、身体的にも経済的にも時間的にも負担がかかるのでおすすめできません。セカンドオピニオンが必要な場合は、主治医に紹介状（診療情報提供書）をもらい、これまでの検査で撮影した画像や検査結果を提供してもらうと、セカンドオピニオン先でも詳しい検査結果や画像の資料を参考にして、迅速に自分の状況の説明や治療方法を聞くことができます。

主治医が気を悪くするのではないかと心配して、セカンドオピニオンを遠慮する人も多いようですが、「先生を信頼していますが、ほかの先生の意見も聞いて、より納得して治療したい」と、主治医を信頼していることを前提に話しをすれば、まったく問題ありません。患者さんには画像や検査結果など診察情報を提供してもらう権利がありますので、安心して申し出てください。

最近は、「セカンドオピニオン外来」を設置している病院もあります。

セカンドオピニオンは保険適応外で、全額自己負担です。やみくもに多くの施設をまわり、時間やお金をかけるのはおすすめできませんが、確認が必要と思う場合は、一つの方法として検討してみてください。

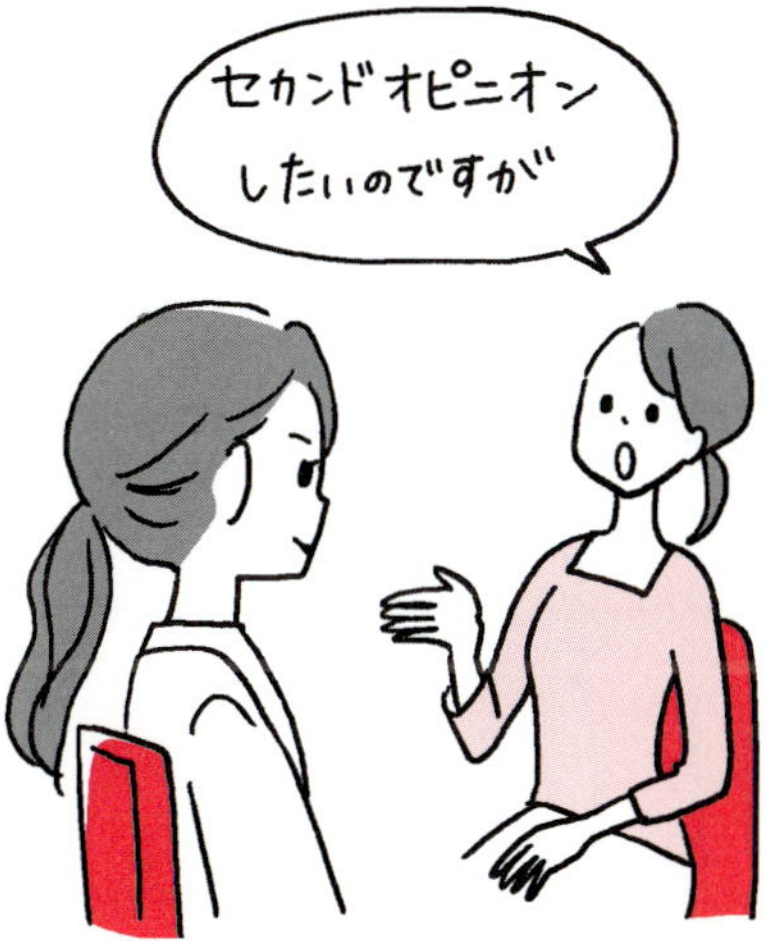

治療にあたっての心構え

治療方針を決めるにあたって、ＥＢＭ（科学的根拠にもとづいた医療）というのがあります。これは大規模な調査と研究をもとに、科学的にもっとも効果があると医師が認めている標準治療のことです。つまり、患者さんごとに乳がんの性質も悪性度も進行度も異なるので、一様に同じ治療をするのではなく、患者さんの乳がんのタイプに合わせて「最適な手術と薬剤の組み合わせがある」ということです。こうした治療法を医療スタッフがわかりやすく説明し、患者と家族が主体的に意思決定できること

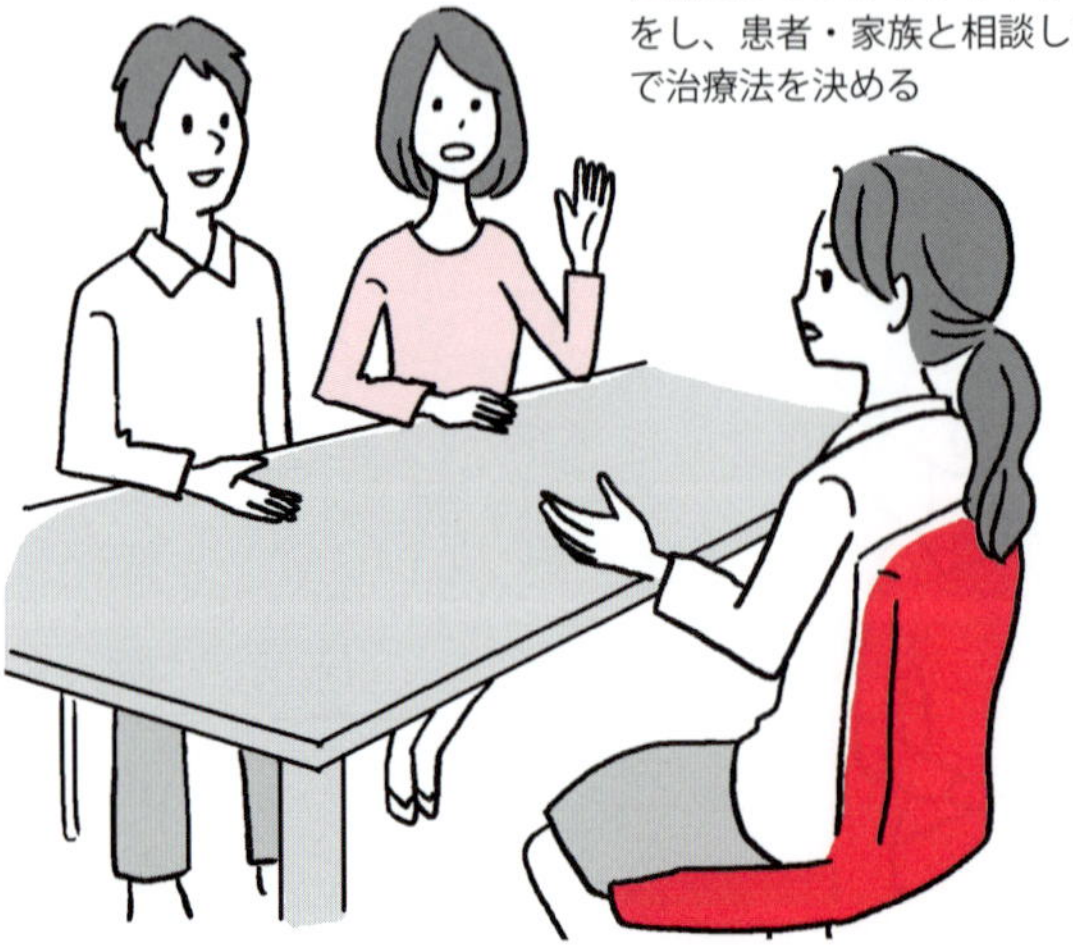
医療スタッフがわかりやすく説明をし、患者・家族と相談したうえで治療法を決める

を、インフォームド・コンセントといいます。治療法の決定にあたっては、メリットとデメリット、今後の生活や人生への影響などの不安を解消し、医師との信頼関係を築くことが重要です。

乳がんの治療には、局所治療と全身治療があります。局所治療には手術療法と放射線療法があり、乳房のがんを取り除く方法です。全身療法とは薬物療法のことで、内分泌療法（ホルモン療法）、抗がん剤治療、分子標的療法（がん細胞の特性をねらった治療）などがあります。治療は、局所療法と全身療法を組み合わせて行います。

乳がんでは、基本的に乳房の一部または全部を切除します。その後、放射線療法や薬物療法を組み合わせて治療を行います。リンパ節への転移が疑われる場合やしこりが大きい場合は、手術の前に薬物療法を行います。これにより、再発のリスクを下げたり、切除の範囲を小さくしたりすることも期待できます。

手術と入院にかかる費用も、気になるところです。ほとんどの治療は健康保険が適用されるため、患者さんの自己負担は3割です。手術によって差がありますが、7日間入院して手術をすると自己負担はおよそ18万円、乳房再建手術には一部保険適用外のものもあるので、病院に確認しましょう。放射線療法は、数回にわけて治療を受けます。ホルモン療法は閉経後と閉経前で費用は異なります。

治療法①

手術、放射線、薬物療法を組み合わせる

切除する範囲をできるだけ小さくするために、手術前に抗がん剤を投与することがあります。この術前薬物療法で再発や転移のリスクが下がり、手術が難しいとされる進行性の乳がんの手術ができるようになるなどの効果があります。

薬物療法は外来で3〜6か月程度行い、画像検査で定期的にしこりの大きさや状態を確認します。これによって、70〜90%のしこりが小さくなるとの報告があります。患者さんに合った薬物を知ることができ、術後の治療にも役立ちます。

手術には、乳房部分切除術（乳房温存術）と乳房切除術（全摘）があります。どちらが適応されるかはがんの状態によって異なりますが、おおむね左下表のとおりです。乳房部分切除術は0、Ⅰ、Ⅱ期のステージ（27ページ参照）の乳がんに適用され、がんとがんのまわりの組織だけを切るので、乳房を残すことができます。残った乳房にがんが再発する可能性があるため、手術後は放射線療法を行うのが基本です。ただし膠原病《こうげんびょう》などで放射線治療ができない理由がある場合は、乳房部分切除術を選択するこ

とはできません。乳房に対するしこりの大きさや位置なども大切な条件です。

がんの広がりを正しく判断するため、手術前にはMRIなどの画像を撮ります。切開するのは、わきの下の近くや乳房の下、乳輪の色に沿うなど傷が目立たない場所を選びます。切除した組織の病理検査の結果は術後の治療方針に役立てます。

乳房切除術（全摘）は、一般的に大胸筋を残して乳房全体を切除する方法です。この場合、乳房再建を同時あるいは数年後に行うことで、切除しても乳房の形や膨らみをつくることができます。再建の技術の進歩と、再建手術が保険適用されたことから乳房切除術と乳房再建を希望する患者さんが増えてきています。

乳房再建術では、乳頭や皮膚を残し、乳房の代わりに人工物や自分の筋肉・脂肪で乳房の膨らみ

摘出手術の適応表

	乳房切除術（全摘）	乳房部分切除術（乳房温存術）
	■しこりが小さくても離れた場所に多発している ■がんの浸潤が大きい ■手術後に放射線療法ができない ■術前薬物療法の効果が小さい	■しこりの浸潤が小さい ■リンパ節への転移が軽い ■手術後に放射線療法ができる ■術前薬物療法の効果が期待できる
メリット	■局所再発のリスクが小さい ■放射線療法をしなくてもよい	■乳房を残せる
デメリット	■乳房がなくなる	■放射線療法の必要がある ■追加切除、局所再発のリスクがある

をつくることができます。再発のリスクのある早期のがんに適応されるのが一般的です。

最近ではリンパ節に転移する前に乳がんを発見できるようになり、転移がない場合はリンパ節を残せるようになってきました。しこりからのリンパ液が最初に流れてくるリンパ節を、センチネルリンパ節といいます。これだけを切除して検査し、そこに転移がなければ（センチネルリンパ節生検という検査を実施）、そのほかのリンパ節は切除せず残せます。

乳房円状部分切除術

しこりを中心にして、円状に切除する。切除の範囲が少ないので、乳房の変形が少なくてすむ

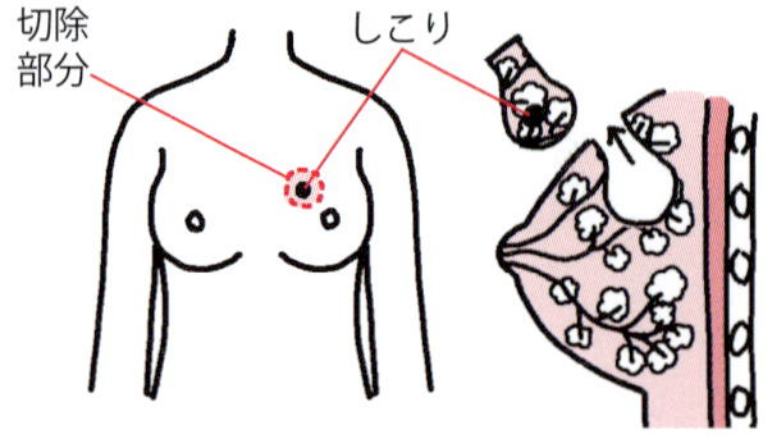

乳房扇状部分切除術

しこりを中心にして、扇状に切除する。切除の範囲が大きいので、乳房の膨らみをつくるのがやや難しくなる

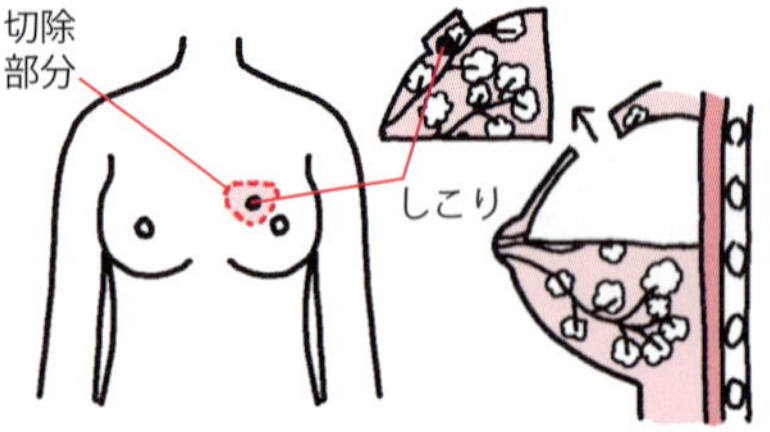

胸筋温存乳房切除術

大胸筋、小胸筋は残し、乳頭、乳輪、乳腺はすべて切除する

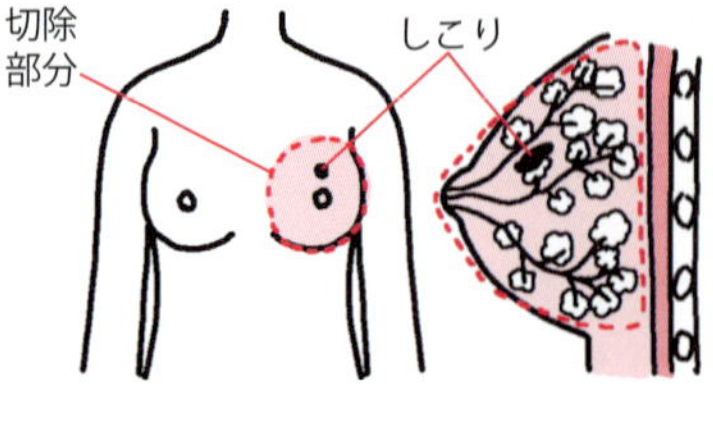

●放射線治療

乳房部分切除術の後、放射線治療を始めます。目に見えるがん細胞は手術で取り除きますが、見えないがん細胞が周囲に残っている可能性があるので、放射線を乳房にあてて、がん細胞を破壊して死滅させます。標準的には乳房温存術後に組み合わせて行います。

妊娠中の人、放射線を受けるため同じ体勢をとり続けられない人、同じ部位に放射線療法をしたことがある人、膠原病を患っている人は、放射線療法を受けることができません。

放射線というと、身体に悪影響があると思われがちですが、正常な細胞は放射線を受けても回復しやすい一方、がん細胞にあたると増殖する能力がなくなります。この性質を利用して、効率的にがん細胞を攻撃することができるのです。

放射線を浴びる量は、手術をした乳房全体で、45～50グレイ（通常1回あたり1.8～2.0グレイ×週に4、5回×5週間）が一般的です。グレイとは、物質に吸収される放射線の量のこと。これに放射線の種類による影響度と、身体の組織ごとの影響の受けやすさを掛けて算出されるのが、健康への影響を示す単位シーベルトです。放射線療法に用いるエックス線は、1グレイ＝1シーベルトとされています。これは治療に必要な最低限の量であり、治療部位にしかあたらないようにするので、効果が高く、世界中で行われる治療です。照射は、仰向けに寝て、腕を上げて行います。熱さや痛みは感じませんが、照射部位がずれないよう、動かないことが大切です。1回の照射時間は1、2分。毎日少しずつ放射線をあてて、正常細胞への影響を最小限にし、がん細胞にはダメージを与えます。

放射線による副作用には、治療中にあらわれる「急性障害」と、数か月以降に見られる「晩期障害」があります。急性障害は、皮膚が赤くなる、乾燥する、かゆみ、水ぶくれ、といった症状ですが、ほとんどの患者さんは1~2週間以内に回復します。晩期障害は、皮膚・乳腺が硬くなる、乾燥する、放射線をあてた部分の汗が出にくくなるなどですが、いずれも日常生活に支障が出ることはほとんどありません。咳・微熱が続く放射線肺炎という症状もありますが、適切な治療を行うことで治癒しますので、心配な場合は受診してください。

●薬物療法

手術後の療法には、薬物による治療もあります。薬物療法には、ホルモン療法と抗がん剤治療、分子標的療法があります。

ホルモン療法では、ホルモン受容体が陽性の乳がんの再発を予防するために女性ホルモンの分泌を抑制したり、がん細胞にホルモンが取り込まれるのを阻害したりする作用のある薬を投与します。治療中は妊娠ができず、一般には5年間と治療期間が長くなりますが、抗がん剤治療よりも副作用は少ないです。女性ホルモンを抑える薬を使用すると、更年期障害のような副作用が起こります。薬の種類を変えれば症状が軽減されることもあるので、主治医に相談してみましょう。

リンパ節への転移があって再発のリスクが高い場合やホルモン受容体が陰性の場合には、抗がん剤（化学療法）による治療を行います。ホルモン療法と併用する場合もあります。抗がん剤は、がん細胞のたんぱく質やＤＮＡの働きを阻害して死滅させる薬です。作用が強いため、一部の正常な細胞まで攻撃してしまうこともあり、吐き気、脱毛などの副作用が起こりますが、乳がんは抗がん剤が効きやすいとされ、再発予防にも役立ちます。抗がん剤には多くの種類があり、治療効果を高めて正常細胞への影響を少なくする目的で、通常は作用が異なる2、3種類の薬剤を組み合わせて投与します。最近では、治療と同時に副作用を抑制することもできます。治療を続けて乳がんを根治させ、再発を防ぐことが大切です。

分子標的療法とは、特殊なたんぱくを持っているがん細胞を標的にして攻撃する薬物療法です。正常細胞はいっさい攻撃しないのが特徴です。

乳房再建について

切除してしまった乳房をつくりなおすことを乳房再建といいます。片方の乳房がないことで、身体のバランスが悪くなったり、着られる洋服がなかったりと生活が不便になるだけでなく、精神的にもダメージが大きい場合があります。

乳房切除術ではふつう、乳輪と乳首も取り除きますが、最近では、早期で乳頭への影響がない場合は、乳頭と乳輪を温存して乳腺のみを皮下で全部切除する方法も行われるようになりました。この場合は、乳腺の再建のみで対応できます。乳頭も切除した場合は、乳房再建から約1年で再建した乳房の形が安定してきますので、乳輪と乳首はそれから再建します。

乳頭の再建については、もう片方から半分移植するか、入れ墨や鼠《そ》径《けい》部の皮膚を移植します。乳首の再建は、その部分の皮膚を切って立体的にします。

乳房の再建には、手術と同時に行う一次再建と、手術後時間をあけて行う二次再建があります。一次再建は手術の回数が少なくてすみ、乳房を失ったという精神的なダメージを減らすことができますが、治療と再建を同じ日に行うので、自分の病気や希望に適している再建の方法についてじっくり検討することが難しくなります。

再建は乳腺外科医が乳がんを切除する手術を行うのに引き続き、形成外科医がバトンタッチして乳房形成を行うことが多く、医師同士のチームワークと医療機関での十分な対応が求められるため、病院によっては実施していないこともあります。

二次再建は乳がんの手術から数か月あけて行うので、再建方法をゆっくり検討できます。デメリットとしては、再建までの期間を乳房がない状態で過ごさなければならないことと、手術の回数が増えることです。

●再建方法

自分のお腹や背中の脂肪や皮膚を使う自家組織再建と、シリコンでできた人工乳房を使う再建があります。体格や乳房の大きさ、手術の方法、皮膚の状態などによって、

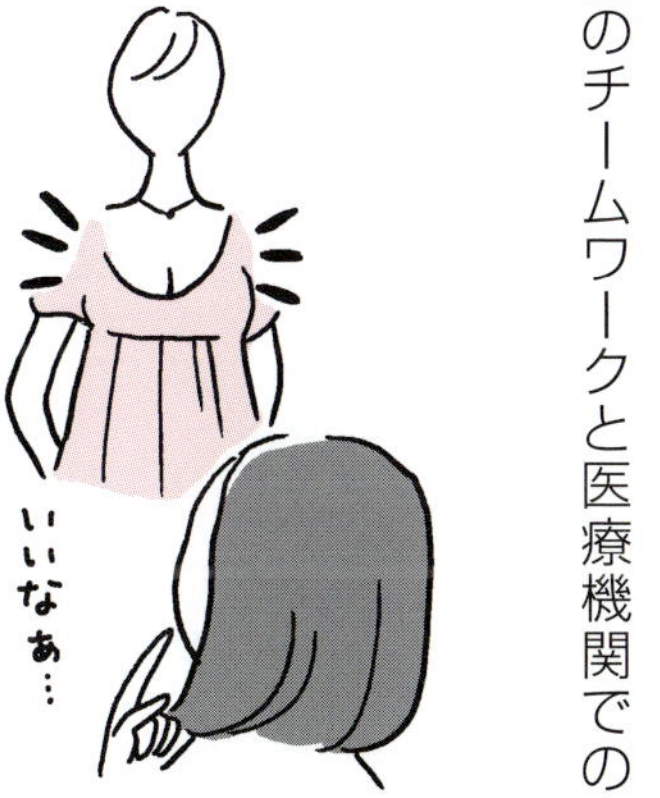

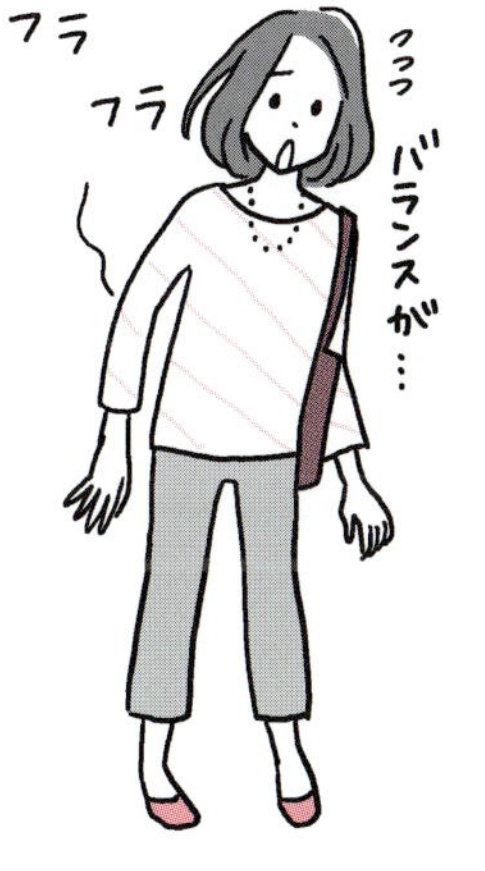

どちらの方法を選択するのかを決めます。

自家組織再建には、お腹の組織を使う腹直筋皮弁法《ふくちょくきんひべんほう》や、背中の組織を使う広背筋皮弁法《こうはいきんひべんほう》があります。

近年、一般的なのは、深下腹壁穿通枝皮弁法《しんかふくへきせんつうしひべんほう》といって、腹直筋はそのまま残してお腹の皮膚、脂肪組織、下腹壁動静脈を移植する方法です。筋肉から血管をはがすので高度な手術となり時間もかかりますが、筋肉を残せる理想的な方法です。回復に時間がかかるのと、お腹の傷が増えるのが難点ですが、筋肉と神経を残せて身体への負担が少なく、自分の皮膚・組織なので見た目や感触が自然に仕上がります。

一方、人工乳房を使った再建では、乳がんの手術のときにティッシュ・エクスパンダーと呼ばれる組織拡張器を大胸筋の裏側に入れます。その後、外来で受診するときにエクスパンダーに徐々に生理食塩水を注入していき、6か月後くらいにシリコンのバッグに入れ変えます。

エクスパンダーもシリコンも人体にとって異物ですから、防御反応としてまわりに被膜ができて硬くなることもあります（被膜拘縮《ひまくこうしゅく》）。これを放置すると、せっかくつくった乳房が変形してしまいますが、被膜拘縮は、マッサージをして動かすことで防げます。現在使われているコヒーシブシリコンは拘縮が起きにくくなっています。

人工乳房による再建

ティッシュ・エクスパンダーを大胸筋の裏側に入れ、外来で受診のたびに生理食塩水を注入する。半年ぐらいかけて皮膚を伸ばしたら、人工乳房と入れ替える。

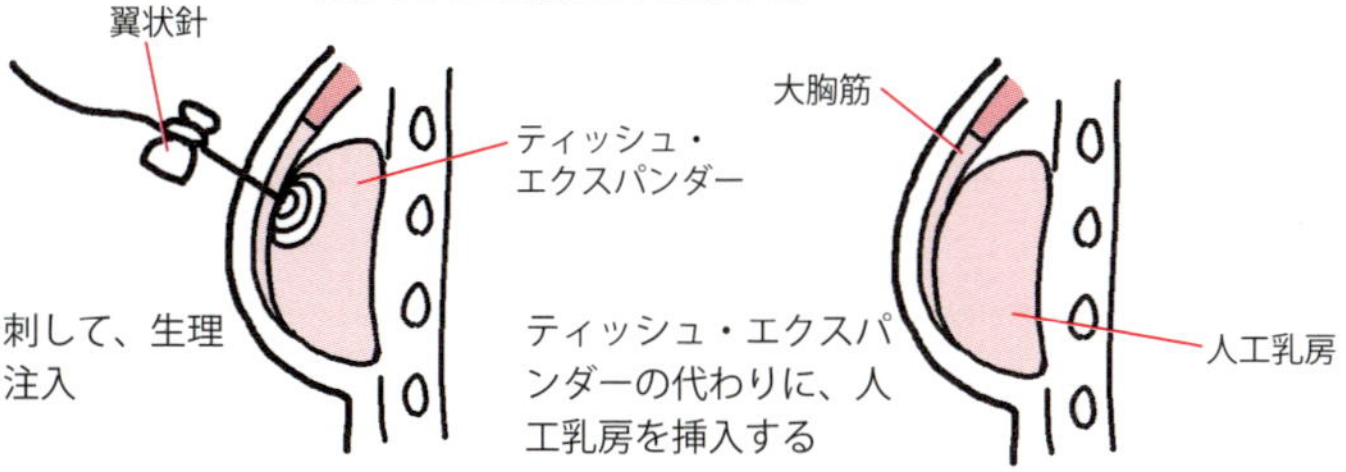

翼状針を刺して、生理食塩水を注入

ティッシュ・エクスパンダーの代わりに、人工乳房を挿入する

自家組織による再建

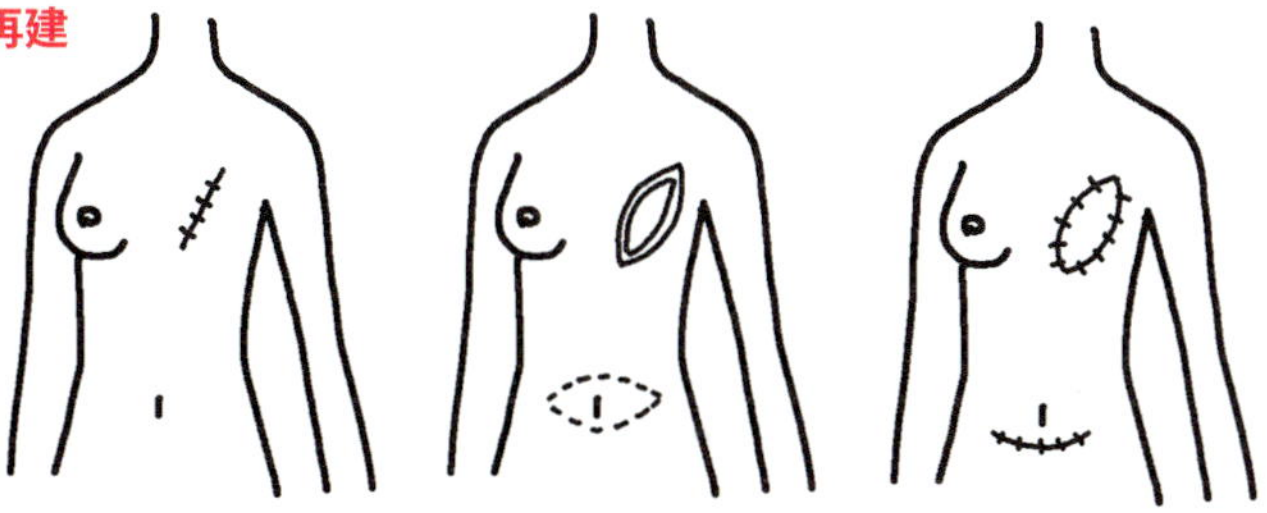

①再建前

②腹部を切開し、腹直筋の一部、脂肪、皮膚を乳房へ

③乳房の傷を閉じて、完了

自家組織再建、人工乳房再建とも形は変わりませんが、残念ながら年齢とともに健康な方の乳房が垂れ下がるので、左右対照ではなくなってしまいます。その場合は、健康な乳房に豊胸手術をしたり吊り上げたりして、調整します。

人工乳房による乳房再建は、2014年1月から保険適用となりました。保険適用には条件がありますので、病院によく確認するとよいでしょう。

治療法②

選択の幅が広がる先進医療、自由診療

先進医療という言葉を聞いたことがありますか。これは、厚生労働大臣が指定した病院で行われる高度な医療のことです。先進的な医療技術を用いているので、国内ではまだ公的医療保険の対象外、つまり全額自己負担になるのですが、患者さんの安全確保、負担抑制、選択肢拡大と利便性向上のために、「評価療養」「選定療養」というのが指定されていて、この2つについては保険診療と併用することができます。

評価療養とは、高度医療を提供する技術と設備があると認められた病院で受けられる、先進的な医療サービスのことです。今はまだ医療保険の対象になっていないけれど、近い将来に承認が見込まれる医療や未承認の医薬品・医療機器を使った治療を受けるときに、保険診療を併用できます。

治療そのものは自己負担ですが、治療に際して保険診療でもかかる共通の費用（入院・投薬・検査・診察など）については公的医療保険を適用するというものです。

たとえば、先進医療の費用が20万円、保険診療が80万円、総額100万円の治療を受けるとします。先進医療の20万円は自己負担ですが、残り80万円は通常どおり3割の自己負担ですみます。さらに保険診療の自己負担の部分（24万円）に関しては、高額療養費制度（84ページ参照）を申請することができます。

選定療養とは、患者さんが選択した追加の医療サービスのことです。このなかには、個室に入院した場合にかかる差額ベッド代、時間外診察をはじめ、紹介状のない特定機能病院への初診料、医療保険で認められている内容以上の特別な療養（歯科の金合金や患者の希望による180日以上の入院など）が含まれます。

先進医療

厚生労働大臣が指定した病院で行われる高度な医療。先進的な医療技術のため、全額自己負担となる

評価療養

高度医療を提供できる施設で受けられる先進的な医療サービスのこと。治療そのものは自己負担。ただし保険診療部分には公的医療保険が適用される

選定医療

患者が選択した追加の医療サービスのこと

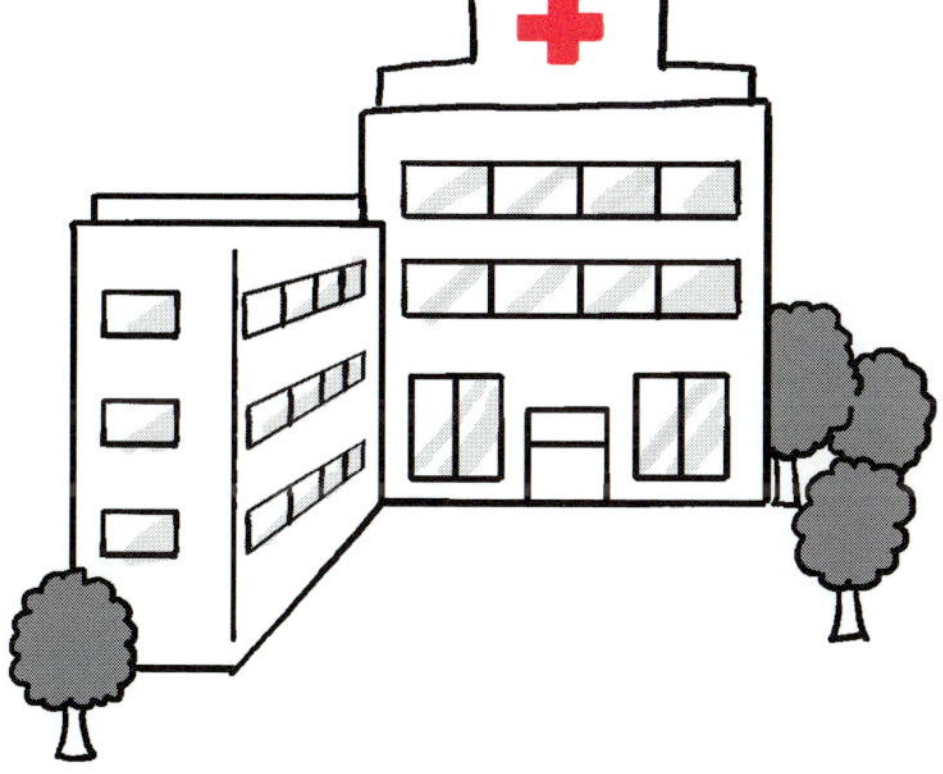

先進医療は通常の保険診療を受けていくなかで、患者さんが希望し、医師がその必要と合理性を認めたときに行われます。治療内容と費用などについて、医療機関から十分に説明を聞き、同意書に署名をしてから、先進医療を受けることになります。

公的医療保険を適用できない診療を自由診療といいます。国内で承認されていない抗がん剤や手術支援ロボットを使った治療を受ける場合、保険診療が適用される範囲がなく、全額自己負担になります。

●遺伝子検査について

一人ひとり異なる乳がんの特徴を調べる遺伝子検査があるのをご存じでしょうか。乳がんの再発リスクが高い場合、抗がん剤治療には高い効果が見込まれていますが、再発リスクが低い患者さんの場合、抗がん剤治療を受ける効果は、受けない場合とあまり差がないといわれています。つまり、抗がん剤治療を受けるかどうかの検討には、再発リスクが重要なデータとなるのです。

再発リスクを遺伝子から調べるのがオンコタイプDXというアメリカで開発された検査です。手術後10年で再発する可能性を数値であらわし、薬物療法の選択に大きく役立ちます。この検査で再発リスクが低いと判定されれば、不必要に抗がん剤治療をしないですみます。再発リスクが高ければ、抗がん剤治療を受ける動機になります。

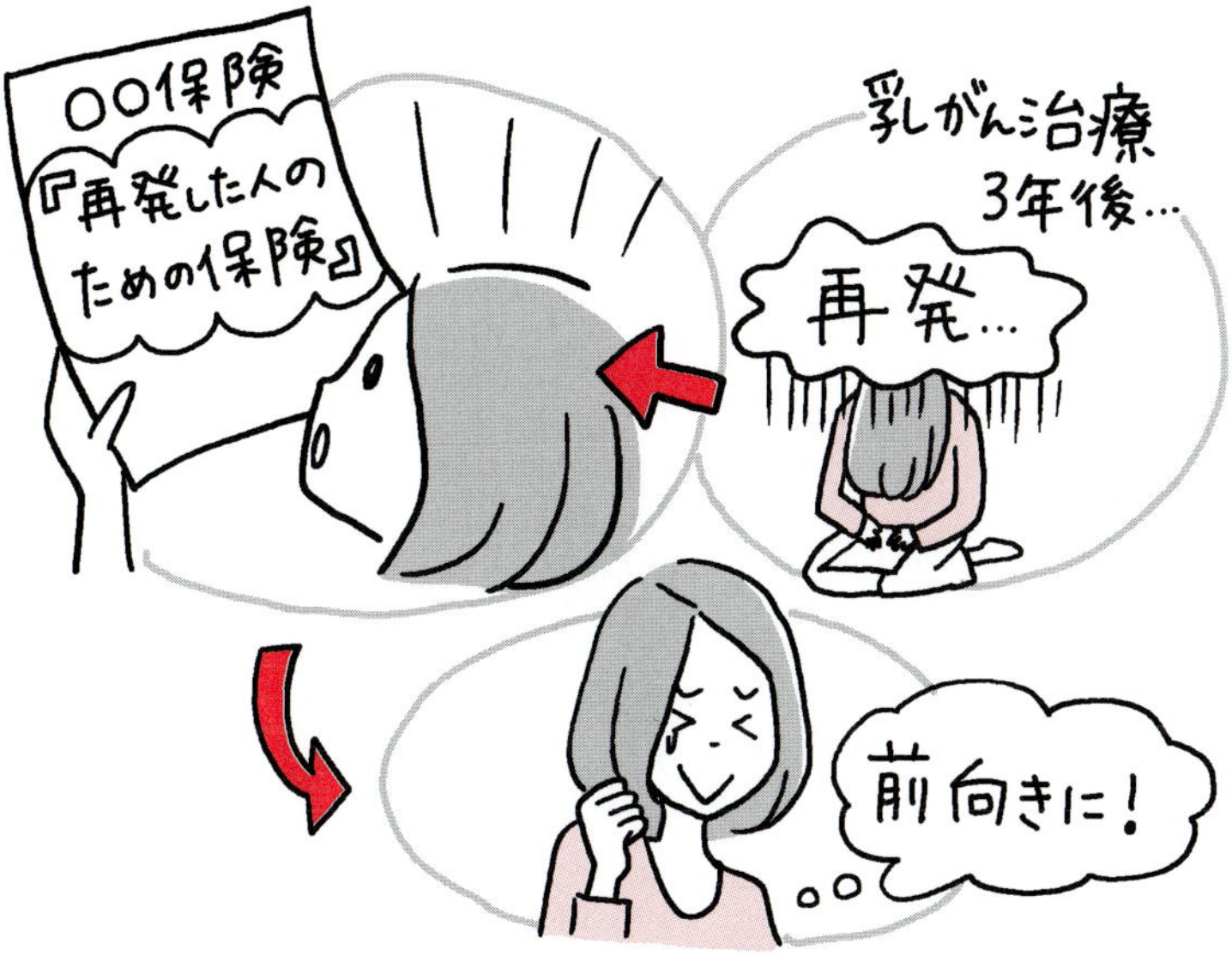
○○保険
『再発した人のための保険』
乳がん治療3年後…
再発…
前向きに！

手術で摘出した乳がんの組織を検査機関に送り、３、４週間で結果が届きます。

しかし自由診療での検査なので、全額自己負担で高額になります。このような費用が補償される民間の医療保険があります。なかにはセカンドオピニオン、先進医療、自由診療が、補償の対象になっているものもあります。乳がん治療後の再発・転移に備えて入れる乳がん患者さんに特化した保険も出ています（85ページ下参照）。入院に際して一時金が支給されるなど、経済面での不安を軽減できるので、検討してみることも大切です。

治療費は、どのくらいかかる？

乳がんの手術と長期にわたる治療では、費用がかかるうえ、仕事を休まざるを得ないために、収入も減少します。乳がんは、人によって薬剤や手術法が異なることは先述のとおりですが、目安となる金額をシミュレーションしてみることも必要です。

たとえば30代で7日間入院し乳房切除術、センチネルリンパ節生検を行う場合の自己負担は、公的医療保険に加入していますから、基本的には治療費の3割で、約120万円となります。3割負担ですむといっても、治療費はやはり高額です。そこで、公的医療保険加入者には、「高額療養費制度」があります。

これは、1か月の医療費が一定の金額（自己負担限度額）を超えるときに、その超えた金額を払い戻すことができる制度です。自己負担限度額は、年齢と所得によって異なり、1か月ごとに申請しなければなりません。同世帯の家族の医療費を合算することもできます。1年のうちに3回以上高額療養費の適用がある場合は、4回目以降の限度額がさらに軽減されます。

あくまでも「払い戻し」のしくみですから、窓口では限度額を超えた正規の金額を支払わなければなりません。そこで、入院の前に「限度額適用認定証」を健康保険組合から交付してもらうことで、窓口で支払う金額を限度額に抑えることができます。職場の保険加入手続きなどを行っている部署で認定証の申請を代行してくれることもあります。

民間の医療保険に加入している場合は、給付金を申請できます。保険会社に連絡して、書類を送ってもらいます。医師の診断書が必要なこともありますので、よく目を通して不備のないようにしましょう。

自分に合った備えができる!　さまざまながん保険

いざというときに備えて、健康なうちに民間の保険について調べておくことも重要です。

最近では、先進医療や自由診療に要した費用をカバーするがん保険が登場しています。また、乳がん経験者専用のがん保険もありますので、保険会社のホームページなどをチェックしてみましょう。

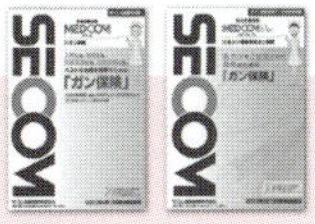

例◆セコム損害保険株式会社

「自由診療保険**メディコム**(新ガン治療費用保険)」

入院や通院のほか、先進医療や自由診療にも対応したがん保険です。

お問い合わせ先:フリーダイヤル 0120-756-286

「自由診療保険**メディコムワン**(新ガン経験者用ガン治療費用保険)」

乳がんを経験した女性向けに発売されている、乳がん経験者専用のがん保険です。

お問い合わせ先:フリーダイヤル 0120-816-756

治療中や術後の日常生活は？

治療や手術は精神的にも身体的にもつらく、生活に制限が出てきますが、できないことばかりに目を向けるのではなく、適度な運動とバランスのよい食事を心がけて、ストレスの少ない生活をしましょう。

毎日適度な運動をしている人は、運動習慣のない人よりも再発のリスクが3分の1になるという報告があります。1日30分～1時間程度のウォーキングを目安に、無理のない範囲で、毎日続けられる手軽なことから始めることが大切です。

食事については、高脂質・高カロリーな食品を避け、野菜を中心にしましょう。日本で乳がんの患者さんが増えているのは、食事の欧米化による高脂質・高カロリー食が原因ともいわれています。

乳がんにホルモン療法が効果的なのは、女性ホルモン（エストロゲン）が関与しているためです。エストロゲンの分泌は卵巣と脂肪組織が大きな役割を果たしています。つまり、脂肪の多い女性は、エストロゲンの分泌量も多く、それが乳がんのリスクを高めていると考えられています。

大豆に含まれるイソフラボンがエストロゲンに似た働きをし、乳がんのリスクを低下させる可能性が示されていますが、サプリメントなどで多量に摂取することは、効果と安全性が不明なためおすすめしません。

まだ乳がんとの関係性は明らかになっていませんが、予防のためにもお酒は1日に1杯、1週間に3、4回程度に控えましょう。飲酒量が多いほど乳がんのリスクは高まっています。ビールなら中ジョッキ1杯、日本酒1合、ワイングラス2杯程度が許容の目安とされています。

タバコが乳がんの再発に影響することも明らかにされていませんが、すべての病気での死亡リスクが高まることは明らかで

食事の例

味覚障害の例	対処法	献立例
味が薄い	塩分を感じにくくなっていることがあるので、レモンやお酢をたして酸味をきかせる だし、スパイスをきかせて味にめりはりをつける	ナスやトマトの野菜カレー ヨーグルトサラダ、海藻サラダ　など
塩・しょうゆが苦い	薬のような味、金属のような味に感じることがあるので、塩分を控えて酸味、スパイスを活用する	イワシの梅煮、鶏肉と蒸し野菜のレモンソース　など
甘みが強すぎる	砂糖、みりんを控えて、酸味をたす	カレー風味の煮物　など
苦みを感じる	だしをきかせて、のどごしをよくする	雑炊、鶏がらベースのスープ　など

食欲不振の対処法

対処法	
酸味のある飲み物で刺激を	ヨーグルトドリンクやオレンジジュースを飲むと、胃液・唾液の分泌が促進される
エネルギーは炭水化物から摂取	少量でも栄養価の高いお餅を、野菜といっしょにお雑煮にするなど、エネルギーを主食からとる
良質なたんぱく質をとる	肉、魚、卵のほか、大豆や乳製品からのたんぱく質は血液や筋肉をつくる

す。再発や転移の危険を増やさないためにも、禁煙が望ましいでしょう。

また、笑ったり楽しく過ごしたりしていると活発になる、ナチュラルキラー細胞（NK細胞）というものがあります。免疫力を高めるNK細胞にがん細胞を破壊する作用が認められています。楽しく生きがいを持って日常を過ごすことが、再発予防につながる可能性があります。

抗がん剤治療の副作用で、食欲がなくなったり、味覚が変わったりすることがありますが、調理法を工夫して、なるべく食事はとるようにしましょう。サプリメントや健康食品を常用している人も多いと思いますが、栄養は食事から摂取するのが基本です。サプリメントや健康食品は、主治医に相談して利用しましょう。

乳房を切除すると、重みのバランスが崩れて姿勢が悪くなりがちです。また、抗がん剤やホルモン療法中には副作用でめまいが起きたり平衡感覚が鈍くなります。とくに抗がん剤治療中は、車の運転はできるだけしないようにし、人ごみを避けてゆっくり歩くなど、外出時の危険には十分注意が必要です。

また、術後の治療のために、休みを何度もとらなくてはならず、職場に迷惑がかかるからと仕事を辞めてしまう人も少なくありません。基本的には、退院して医師の許可があれば仕事に復帰できます。とはいえ、治療直後は手術前と同じ仕事の量をこなすのは難しいものです。残業でストレスの多い生活をしてしまっては、治療にも差し障ります。傷が気になって人ごみを歩くのが怖いという場合は通勤ラッシュを避けて時差通勤をしたり、今後の治療スケジュールに合わせて仕事内容と量を上司に相談したりする必要もあります。まわりのサポートなしに仕事復帰はできません。傷病手当や、傷病休暇が会社で規定されていることもあります。職場の就労規則や福利厚生について、総務部などに聞いてみましょう。

就労セカンドオピニオンという、働くがん患者さんや家族を対象に、社会保険労務士や産業カウンセラーによる無料の相談窓口もあります。このほか、女性労働協会のファミリーサポートセンターでは、子育て・介護の女性援助を行っています。治療のために子どもを預かってもらえるので、必要に応じて利用しましょう。

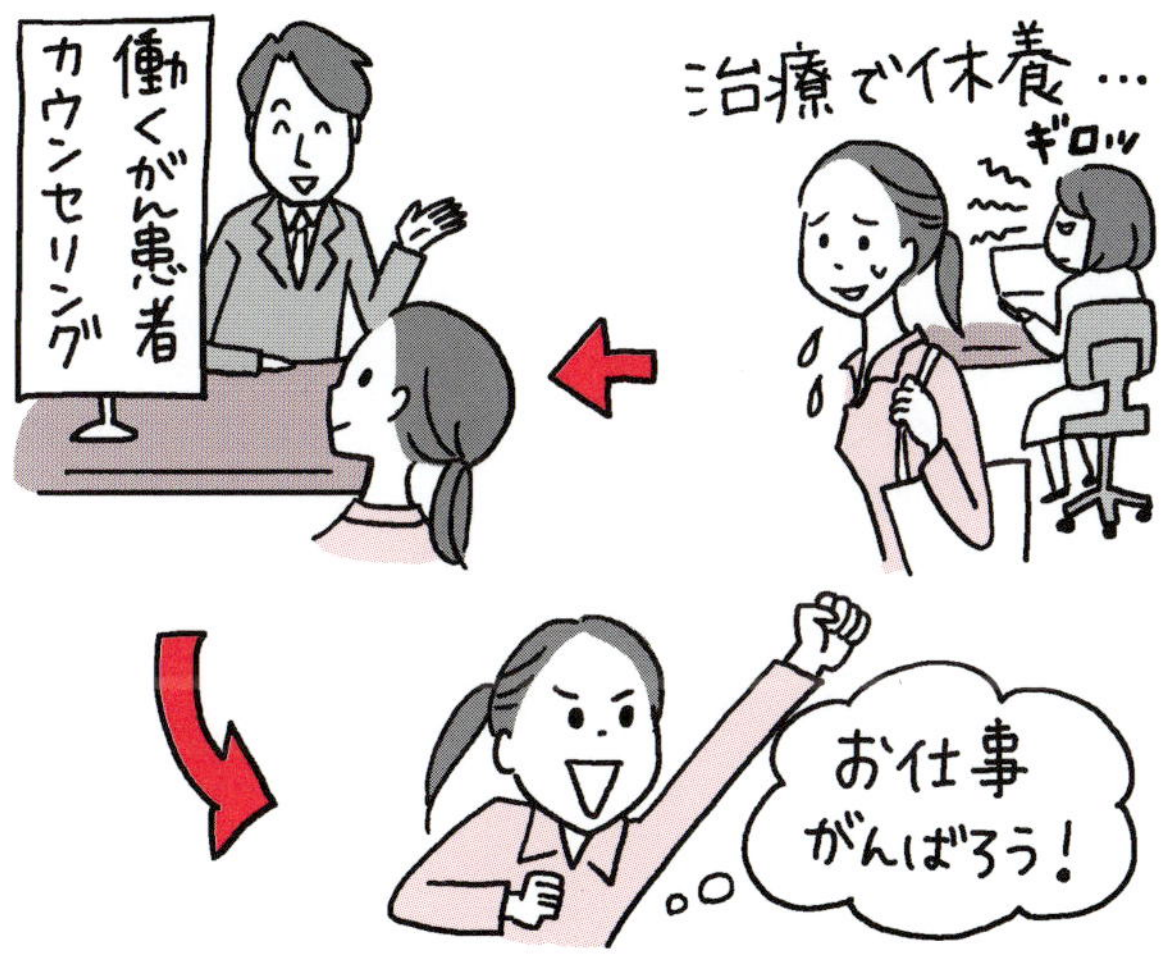

精神的苦痛を感じたら

再発の不安や苦しい治療のために心のバランスを崩す人が多くいます。気分が落ち込んで抑うつ状態になり、精神疾患に陥る人は30～40％にも上るといわれています。

乳がん患者さんの精神疾患には、適応障害が多く見られます。適応障害とはうつ病の手前の段階で、3か月以内に、不安、焦燥感、混乱、抑うつといった症状が見られるのが特徴です。また、不眠、食欲不振、倦怠感といった身体症状も起こり、日常生活に支障が

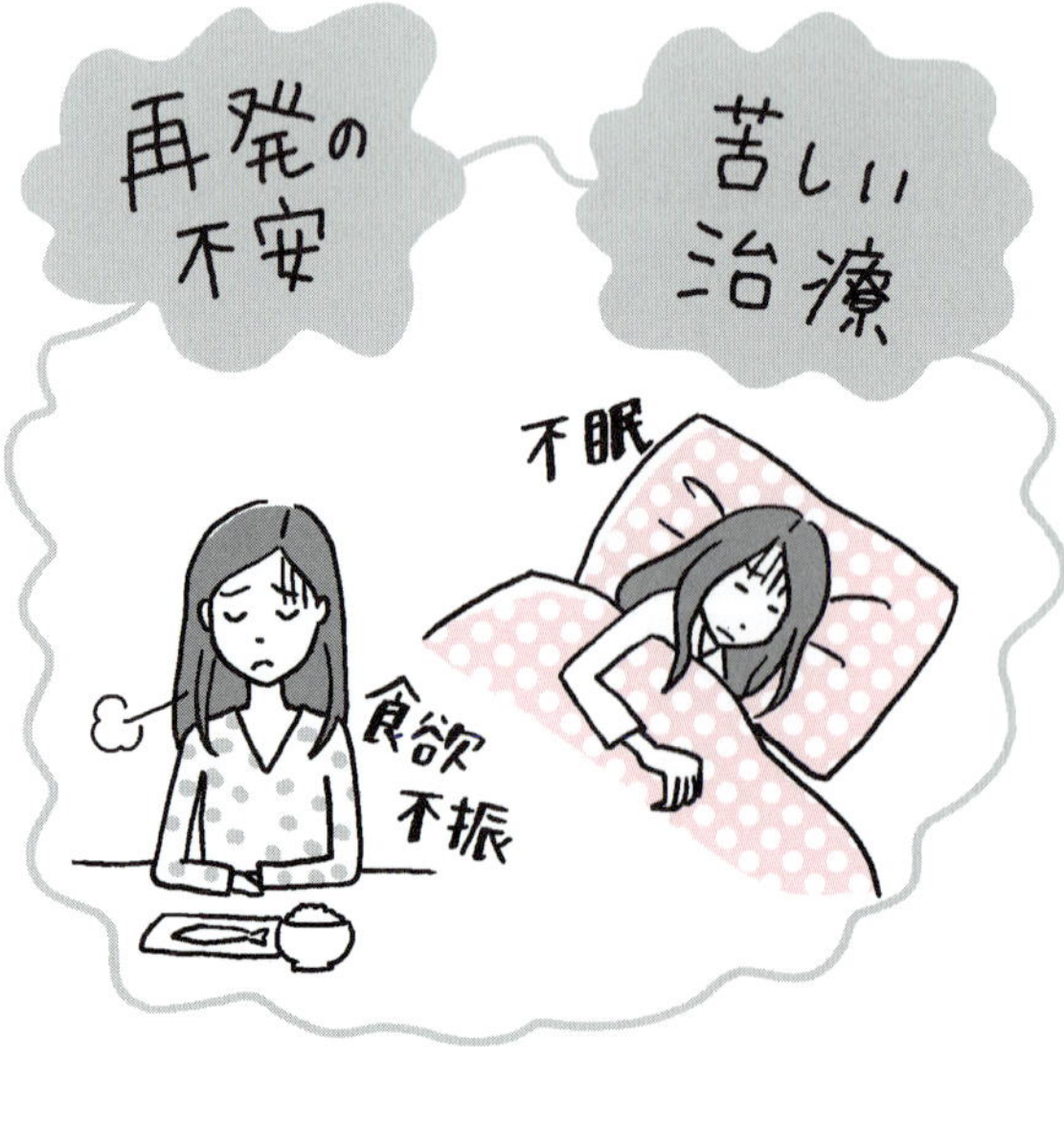

出ます。この症状が2週間以上続くと、うつ病の可能性もあります。

体重減少や食欲不振の症状が、がん治療からくるものだと思い込むこともあり、うつ病に気づかない患者さんもいます。気分が落ち込んでいる一方、まわりの人に攻撃的になることもあるのが特徴です。

精神的なストレスだけでなく、治療に使用している抗エストロゲン剤が原因で起こる薬物性うつ状態の可能性もあります。

こうした精神疾患に対しては、抗不安薬や抗うつ薬による薬物療法と、悪くとらえてしまう考えを修正する認知療法、イメージ療法などがあります。また、アロマテラピーやリラクゼーションなどを取り入れるなど、気分転換の方法をさがしてみるのもよいでしょう。

乳がん患者の闘病記や患者会もあります。ほかの患者さんと交流することで、不安を感じているのは自分だけではないとわかり、落ち着きを取り戻せることもあります。

こうした精神的苦痛を1人で抱え込むのは危険です。家族や主治医はもちろんですが、精神腫瘍医というがん患者の心の治療を専門にしている医師もいます。精神腫瘍科、心療内科、精神科などを受診して相談してみましょう。

カバーする用品はさまざま

　乳房を切除すると、形が変わってしまいます。自分の姿を見ることに不安を感じるとともに、人目も気になります。放射線治療をするために、すぐに乳房再建ができないときなどは、補正下着でカバーできます。

　手術後は腕を上げにくくなるので、前開きタイプの下着が便利。手術後の傷口にふれたり、放射線治療中には皮膚が痛みを感じたりするので、綿の下着が安心です。

　乳房の膨らみをカバーするパッドは、左右のバランスをとるために重量感があります。健康な方の乳房に合わせて、形もさまざまです。普通のブラジャーにもパッドを入れられるものがありますが、重みのあるパッドには専用のブラジャーを使用した方が安定します。

　ほかにも、パッドを入れられるキャミソールや、つけたままお風呂に入れる入浴着など、ニーズに合わせた下着や水着がたくさん発売されているので、自分に合ったものをさがしてみましょう。補正下着のパンフレットを置いている病院もあります。

抗がん剤治療の副作用で生じる脱毛も大きな悩みです。治療が終われば髪も生えてきて、1年ほどで長さも出てきますが、抜けてしまう時期はどうしようもありません。その場合は、ウィッグやつけ毛を用意しておきましょう。おしゃれ用の安価なものから、医療用の高価なものまでありますが、治療中は頭皮も敏感になるので、頭皮にやさしい素材でできたものを選ぶとよいでしょう。オーダーメイドのウィッグは時間がかかりますから、抗がん剤治療が始まる3週間前くらいに注文しておくようにします。ウィッグに抵抗がある場合は、ガーゼやパイル地の帽子でカバーできます。

頭髪だけでなく、眉毛、まつ毛も抜けてしまいます。眉毛にはパウダータイプのアイブロウが自然な仕上がりになります。治療前にアートメイクをしておくこともできます。また、肌がくすみがちになるので、オレンジ色の下地やチークを入れると明るく見えます。爪ももろくなるので、手袋や保湿クリームを使って、保護してあげましょう。

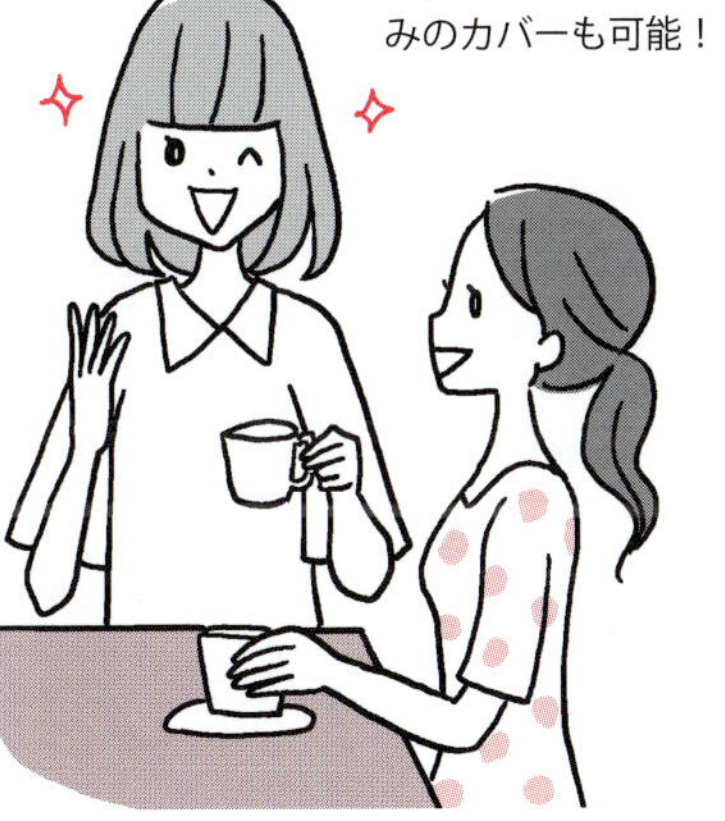
下着やウィッグなどさまざまなカバー用品がある。メイクで顔色やくすみのカバーも可能！

術後のパートナー、家族との過ごし方

これから妊娠・出産を望む方もいると思います。治療終了後、ある程度の期間が過ぎれば、ホルモン剤や抗がん剤が妊娠に影響することはありません。治療が終了し、月経が始まれば、基本的には妊娠が可能です。薬剤が身体に残ることもあるので、数回月経を迎えてからが安心です。再発のリスクは術後2、3年が高いので、この時期を過ぎるまでは控えた方がよいかもしれません。病状によっても安全に妊娠できる時期があるので、主治医と相談することも大切です。

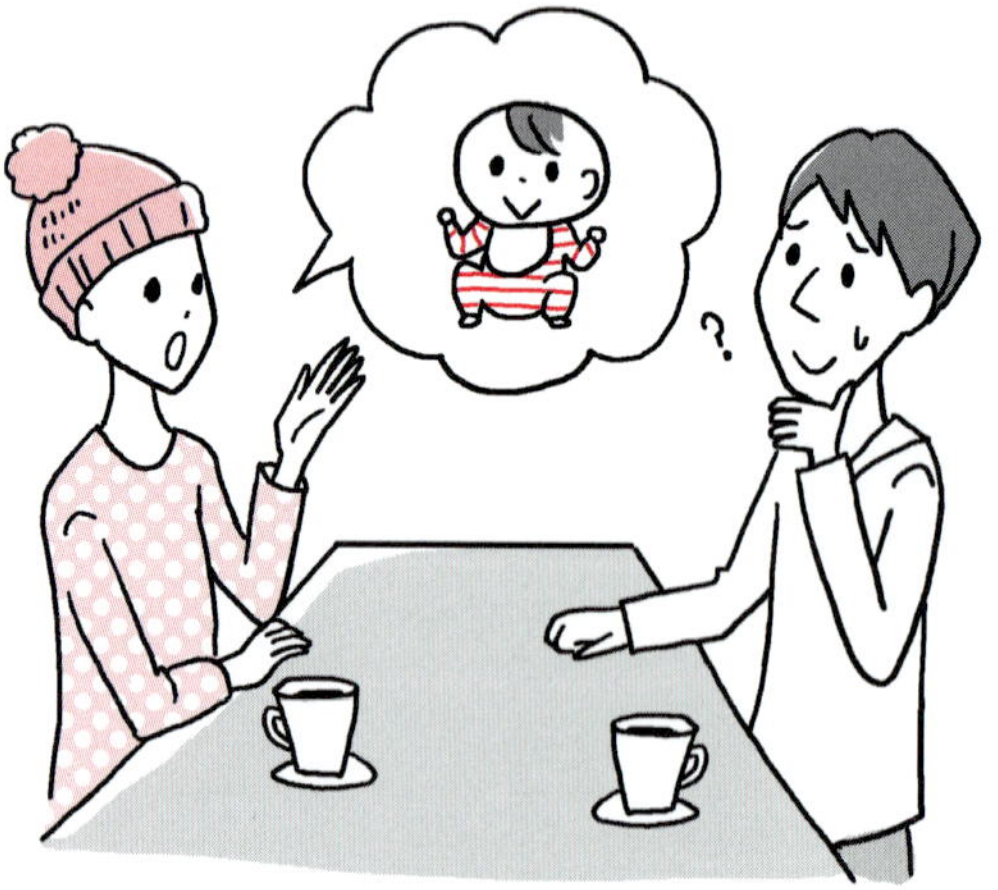

術後の妊娠、出産は可能。パートナーと、今後の生活について話し合うことが大切

妊娠中に乳がんと診断された場合、検査や治療法に制限がかかりますが、治療を工夫すれば妊娠を継続し、出産することはできます。妊娠初期には、抗がん剤や麻酔が胎児に影響するので、妊娠中期以降に手術を行うこともあります。

手術後は、傷の痛みがなくなれば、パートナーとの性生活も可能です。治療の副作用による体調不良や、手術した部位の不快感、薬物の影響で膣が乾燥し、性交痛が起こることもあるので、パートナーに身体の変化をわかってもらうことが大切です。

女性特有の病気について、男性はよく理解できないものです。傷を見ることや、性生活を求めてはいけない気持ちになることもあるようです。いいづらい内容もあるかもしれませんが、大切なことなので、パートナーと相談しましょう。

月経が止まっていても、避妊は必要です。また、ホルモン剤の終了から2か月は薬剤が身体に残っている可能性があり、胎児への影響が考えられるので避妊します。主治医によく相談してから、性生活を再開しましょう。

すでにお子さんがいる方では、病気のことをどう伝えるか悩まれると思います。といって、病気を隠して治療するのは心身ともに大変ですから、ある程度落ち着いたころに、お子さんがわかる言葉で話しましょう。治療がつらいときに、理解してくれる家族の支えがあることは、とても心強いものです。

術後のリハビリについて

手術でわきの下のリンパ節を切除すると、腕のリンパの流れが悪くなります。リンパの流れをうながし筋肉の動きや関節の動きがかたまってしまうことを防ぐため、リハビリを行います。

手術後のリハビリは、当日から始まります。指とひじの曲げ伸ばしを10回1セットとして、ドレーン（たまったリンパ液を身体の外に出す管）が抜けるまでは、1日3セット行います。また、静脈の血栓症を防ぐために、足を曲げたり伸ばしたりします。

翌日は、午前中から歩行、洗面、食事ができます。腕を前後左右に、45〜60度曲げたり、腰に手をあてたりします。体力も回復していくので、着替えや歯みがき、整髪もできます。無理のない範囲で手術した方の腕を動かしましょう。

手術後3〜7日にはドレーンが外れるので、腕・ひじを上げる、背中に手を回すなどの本格的なリハビリができます。腕が前に120度上げられるようになれば、身のまわりのことが1人でできるようになります。退院までに、ここまでの回復を目指します。

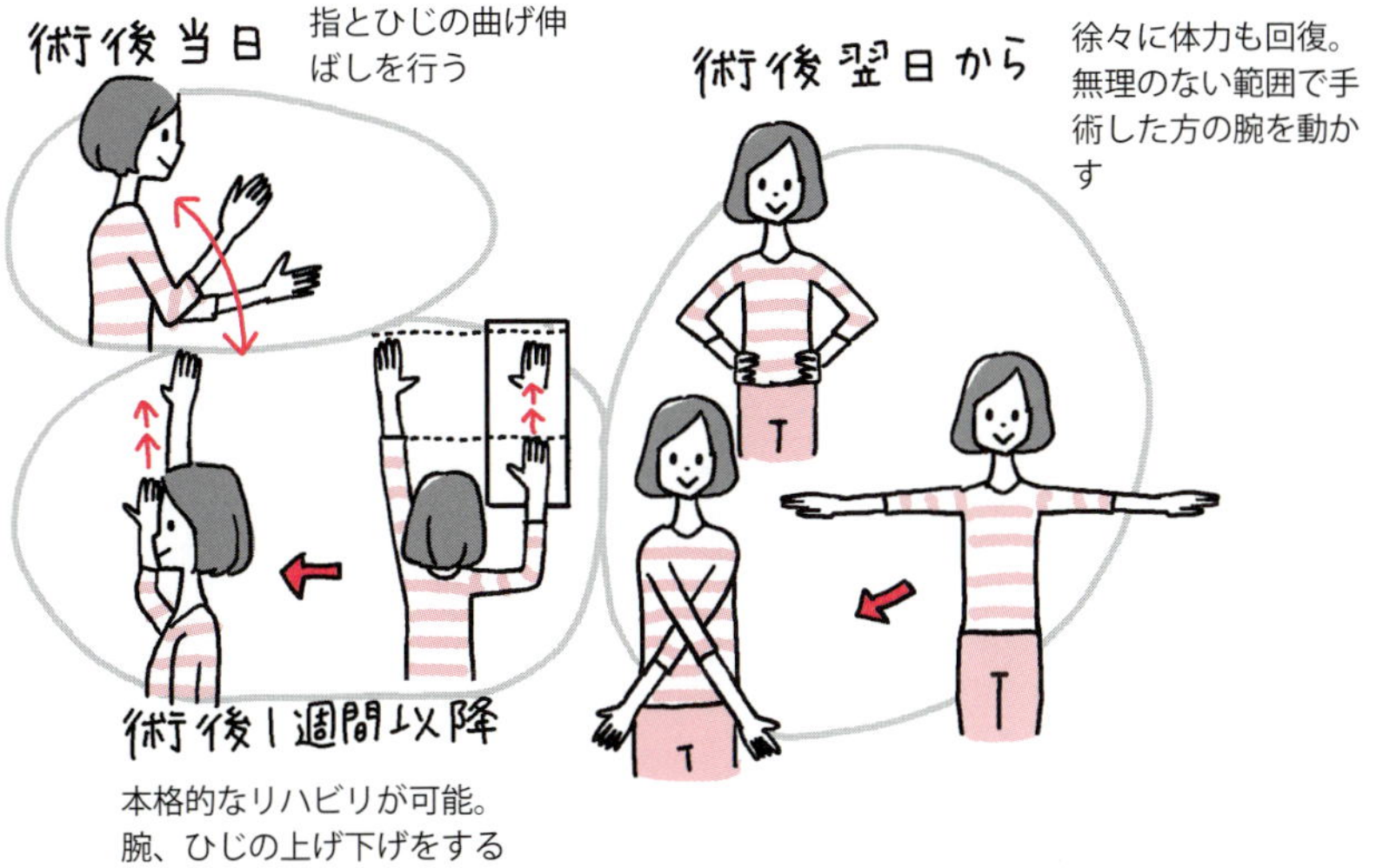

本格的なリハビリが可能。腕、ひじの上げ下げをする

手術後、毎日のリハビリを3か月以上続けると、6か月経過後の肩関節の動きやリンパ浮腫が起きにくいという報告があります。肩まわりの筋肉を動かし、背中のリンパ管の流れをよくすることも、リンパ浮腫の予防になります。

手術した側の胸や腕が動かしづらくなり、痛みとともに、しびれや知覚異常が起こることも多く見られますが6か月~1年ほどで改善します。

また、むくみを起こさないよう、長時間重たい荷物を持たない、締め付ける下着は避ける、同じ姿勢を続けない、ということも重要です。リンパ乳腫の危険もあるので、日焼け、虫さされ、むだ毛の処理などに注意し、清潔と保湿を心がけましょう。

術後の定期検診

乳がんの手術と治療後は、定期検診を受けます。手術後10年は再発の可能性があります。一般的には手術から1～3年は3か月ごと、それ以降は6か月～1年に1回が目安です。マンモグラフィは年に1回、血液検査やMRI検査は、何か異常があれば行います。

再発の早期発見を気にするあまり、頻繁な検査を希望する方もいますが、再発の早期発見のメリットはあまりないと考えられています。痛みや腫れなどの症状があらわれてから治療を始めた場合と、早期に再発を発見して治療を始めた場合の予後（病気の進行具合、治療効果、生存確率など、今後の医学的な見通し）に差が見られないことがわかっています。

検査をすると、結果が出るまでに時間がかかりますし、その間は気がかりです。あまりにも頻繁な検査は、そうした不安を抱える時間も検査にかかるお金も増えてしまいますので、控えた方がよいでしょう。

最近では手術を行った病院と乳腺クリニックが連携し、2人主治医制というチームを組んで、病院での定期検査の合間の不安の相談や検査をクリニックで行えるケースも出てきました。不安な場合は、そのような体制があるか、相談してみるのもよいかもしれません。

再発を心配しすぎることはよくありません。治療後は乳がんの不安から離れて、自分らしい生活をすることをおすすめします。

再発だけでなく、反対側の乳房にがんが見つかることもあります。健康な方の乳房も年に1度、マンモグラフィや超音波（エコー）検査をしましょう。そして、月に1回のセルフチェックもかかせません。気になることがあったら、すぐに主治医に相談しましょう。

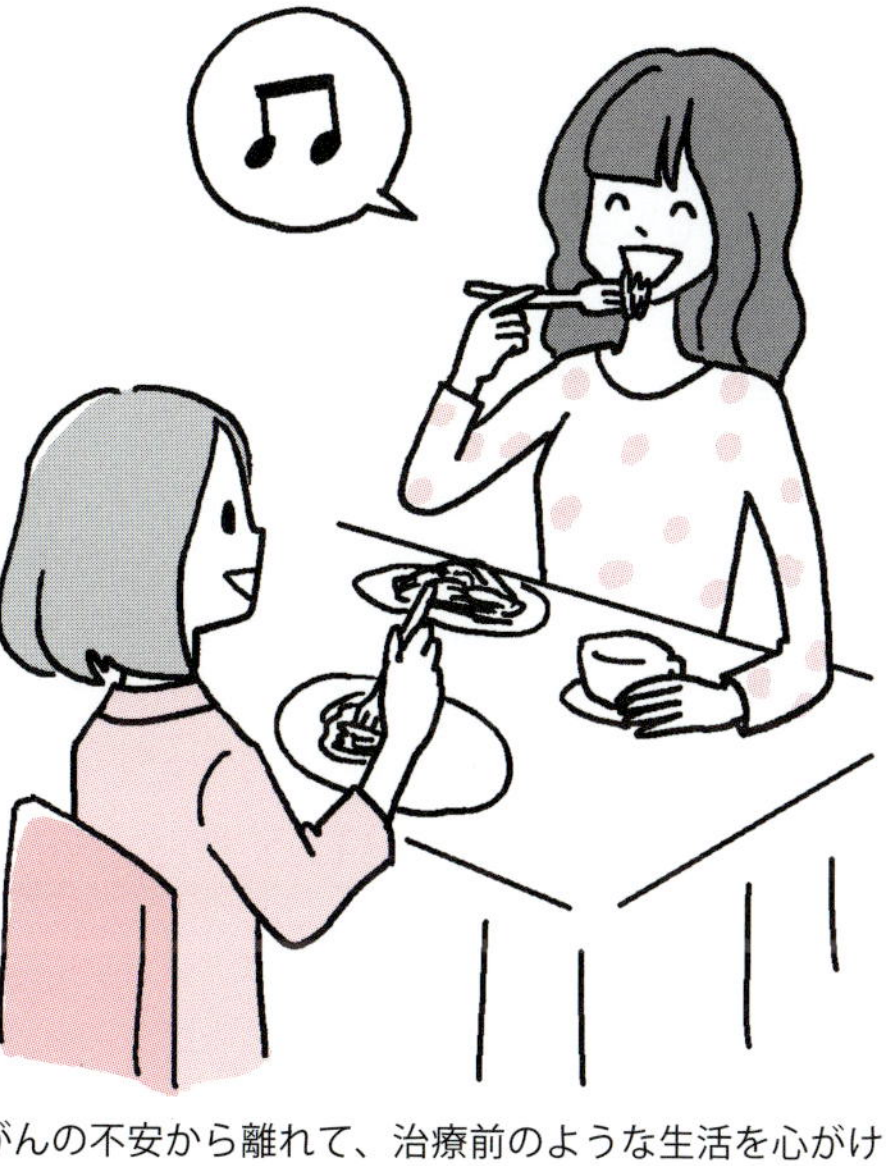

乳がんの不安から離れて、治療前のような生活を心がけることも大切！

再発したら、どうするの？

再発とは、乳がんを切除し、放射線と薬物による治療をしても、隠れていた小さながん細胞が増殖してしまうことです。手術した乳房とリンパ節に起こるものを「局所再発」といいます。がん細胞が血液やリンパの流れにのって運ばれて、乳房以外の骨、肺、肝臓などに起こるものを「遠隔転移」といいます。また、手術したのとは反対側の乳房に乳がんが発見されることもありますが、転移なのか、新しくできたがんなのかは、判断が困難な場合も多くあります。新しくできたがんを「異時性両側乳がん」といいます。乳がんの再発は、手術後5年以内に起こることが多いですが、進行が比較的ゆっくりしているため、10年以上たってから再発することもまれにあります。

乳がんが局所再発しやすいのは、肺、肝臓、骨、脳です。

乳房以外のところで見つかった転移は、乳がんの性質を持っているので、たとえば肺にがんが転移した場合は「肺がん」ではなく「乳がんの肺転移」といいます。

最初の手術から時間がたって再発する乳がんは、ホルモン感受性陽性のタイプが多く、その場合はホルモン療法が再発治療に効果的であることが多いです。

手術後2、3年で再発する乳がんはHER2*陽性、トリプルネガティブのタイプが多く、増殖するスピードが速いがんといえます。

＊HER2：「ヒト上皮細胞増殖因子2型」という、細胞の増殖に関与するがんの遺伝子。乳がん患者の15～30％でHER2遺伝子が増えていたり、HER2タンパクというたんぱく質が過剰に発生したりする。HER2陽性の乳がんには、分子標的療法が効果的。トリプルネガティブとは、HER2、エストロゲン受容体、プロゲステロン受容体の3つが見られない（ネガティブ）乳がん。ホルモン療法と分子標的療法が効かず、抗がん剤治療が効果的。

乳がんが局所再発しやすい箇所

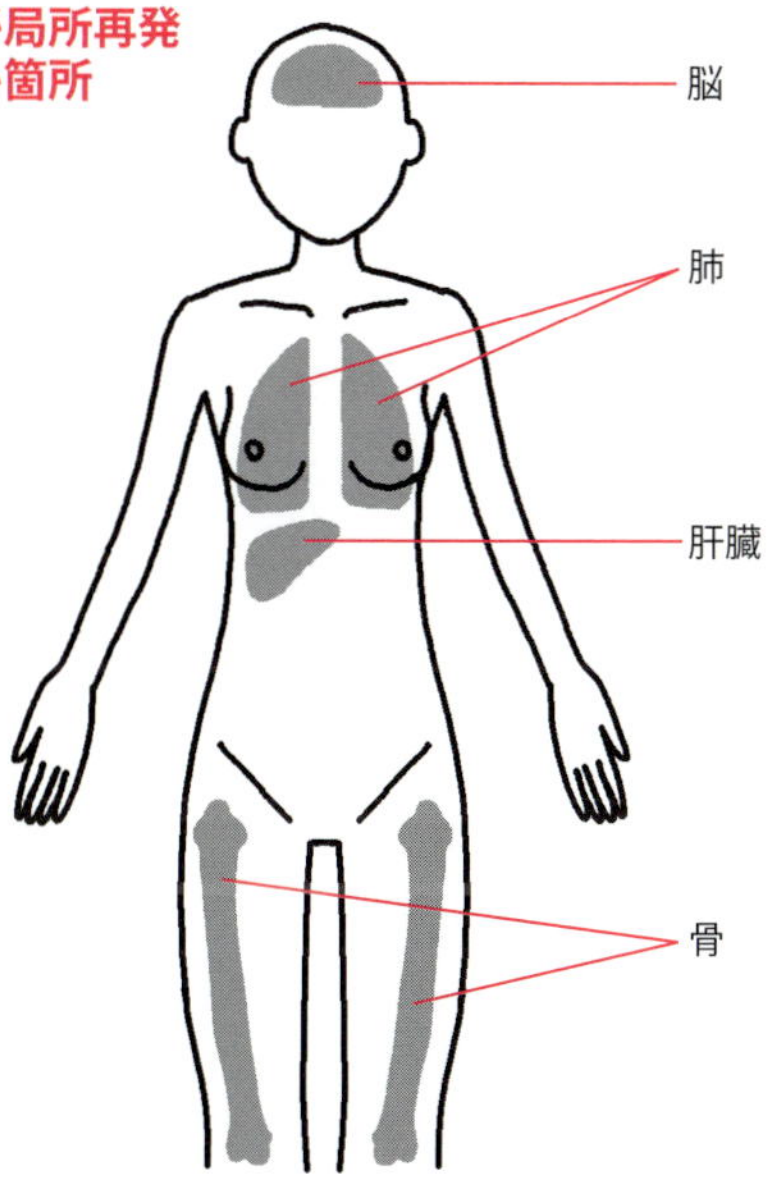

再発、転移乳がんの治療目的とは？

乳がんの再発は乳房以外の臓器にも起こります。そのため、部位によって症状が異なります。肝臓は自覚症状があらわれにくいので、無症状のまま進行していくこともあります。局所再発と遠隔転移とで、治療の方法も大きく変わります。

乳房に局所再発している場合のしこりは、セルフチェックで見つけることができることもあるので、毎月チェックしましょう。

ほかの臓器に転移がある場合、がん細胞は全身に広がっている可能性が考えられます。そのため、全身に効果がある薬物療法を第一選択とします。転移した乳がんを完全に治すことは、いまのところ難しいと考えられています。痛みをコントロールしながら、がんの進行を遅らせて、生活の質（ＱＯＬ）を保つことを目的とした治療が行われます。

まず、効果があるうちは一つの治療法を続けます。効果が落ちてきたら、ほかの治療法に変えていきます。がん細胞の性質（ＨＥＲ２陽性か、ホルモン感受性陽性か）、患者さんの身体の状況（月経の有無、臓器機能の状態）、患者さんの希望を考慮しながら、治療法を検討し、薬の副作用と効果のバランスを見ます。

脳でがん細胞が増殖していると、脳を圧迫して頭痛や神経症状を起こすほか、進行すると生命に危険を及ぼします。ところが、脳には脳血液関門という血液から脳への移行物をバリアする働きがあり、薬物が十分に脳内の腫瘍に効果を果たさないことが多いです。その場合は、放射線治療か手術が行われます。ＨＥＲ２陽性のがんであれば、分子標的治療薬が有効とされています。

乳がんの転移でもっとも多いのが、骨への転移です。腰椎なら腰、胸椎なら背中、大腿骨なら股関節に痛みがあらわれます。腰椎、胸椎に

主な再発・転移の場所と検査法

再発・転移場所	症状	検査方法
乳房・リンパ節	しこり、腫れ	マンモグラフィ、超音波検査、ＭＲＩ
脳	頭痛、吐き気、めまい、知覚障害、言語障害、麻痺	ＭＲＩ、ＣＴ
骨	骨周辺のしびれ・痛み、骨折	エックス線、骨シンチグラフィ、ＭＲＩ、ＣＴ、ＰＥＴ
肺	息切れ、痰、咳	胸部エックス線、ＣＴ
肝臓	腹部の腫れ、みぞおちの圧痛、黄疸、倦怠感	超音波検査、ＣＴ、血液検査

転移していると、圧迫骨折を引き起こし、大腿骨が折れると、立っていられないほどの痛みを伴います。また、脊椎へ転移して脊髄を圧迫すると、麻痺やしびれが起きます。この場合、早急に治療しないと、麻痺が治らなくなることもあります。ホルモン療法、抗がん剤など、乳がんに対する治療をしながら、骨折に対しては整形外科的手術、放射線療法が行われます。いずれにしても、症状に対する治療と乳がんに対する治療の両方を行っていきます。

再発がわかったときの衝撃は、はじめてがんと診断されたときよりも大きいことが多いです。しかし、自分の病状を主治医によく聞き、治療の相談をするなかで、多くの人が徐々に落ち着きを取り戻し、気持ちを立て直していきます。

まずは病状を理解し、治療法と自分の希望を、主治医とサポートしてくれるまわりの人に伝えることが大切です。現在は、がんの研究が進み、さまざまな治療法がありま す。不安を軽減するためには、いつもの生活を続けることも必要です。

不安を1人で抱え込まないで、患者会や、がん診療連携拠点病院(専門的ながん医療の提供、連携協力体制の構築を行う)の相談支援センターなどに相談してみるのもよいでしょう。

乳がんの再発、転移したときの治療の流れ

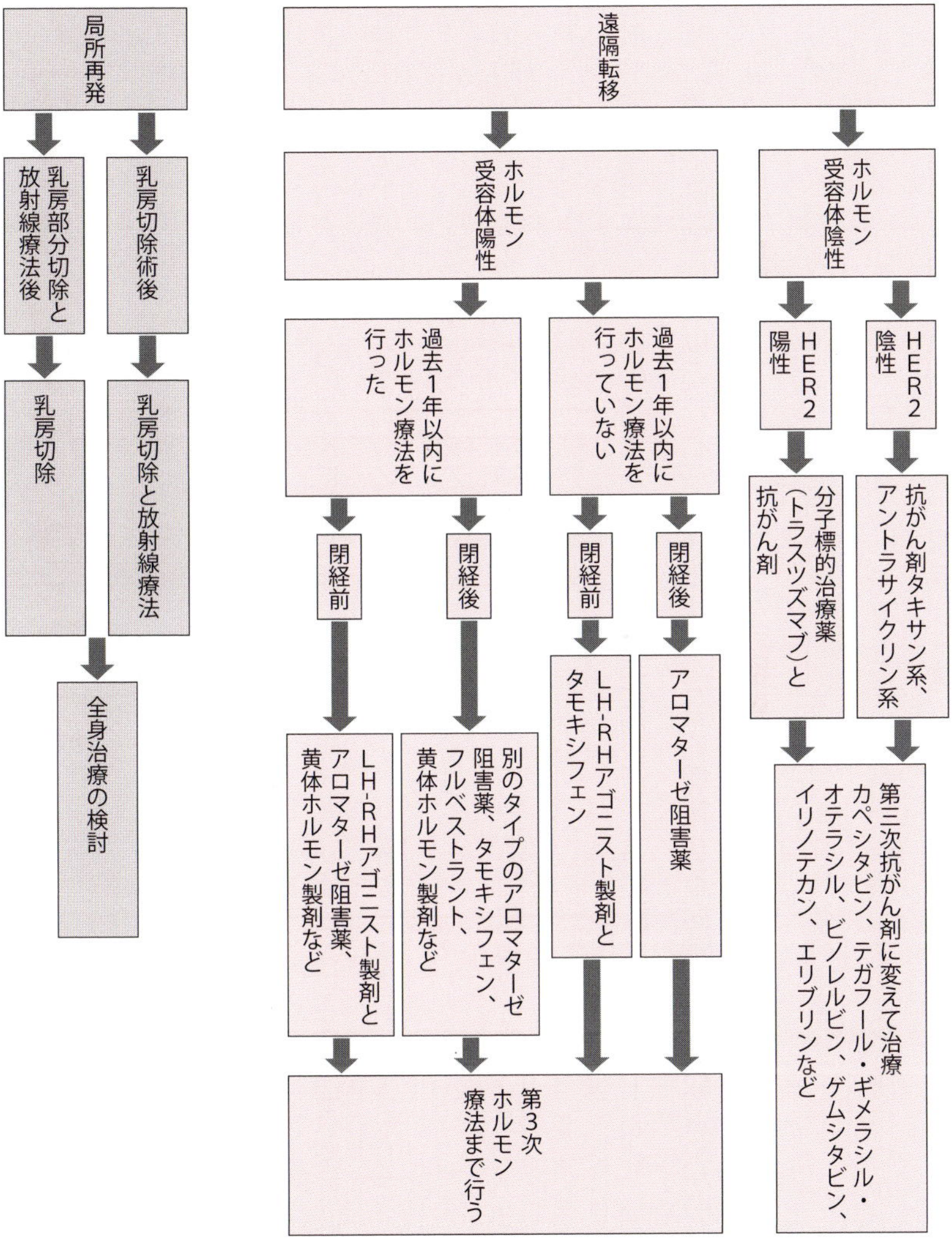

出典：日本乳癌学会編「患者さんのための乳がん診療ガイドライン2014年版」

緩和ケアを受けてみよう

緩和ケアとは、痛みをはじめ、さまざまな症状を和らげて、患者さんとご家族が、その人らしく生活し、がんの治療に取り組むための支援をすることです。これまでは終末期の患者さんへのケアととらえられていましたが、治療と同様に大切なもので、がんと診断されたときから受けることができるケアです。

身体的な痛みだけではなく、精神的、社会経済的な不安と問題も取り扱います。緩和ケアを受けるには、次のような方法があります。

医師や看護師、薬剤師らのチームが行う「緩和ケアチーム」によるサポートは、一般病棟で治療と同時に受けることができます。治療で通院する病院に十分な緩和ケア体制がない場合などは、「緩和ケア外来」のある病院を紹介してもらうこともできます。ペインクリニックという、痛みの治療専門のクリニックもあります。

「緩和ケア病棟（ホスピス）」は、痛みや苦痛を伴う検査や治療はできるだけ行わず、症状の緩和に重点を置いた病棟です。家族が一緒に過ごせるように配慮された施設もあります。厚生労働省から承認を受けた病院なら、費用は定額制で、医療保険が適用され、3割負担で1日あたり14800円ほど（差額ベッド代などは自己負担）です。また、高額療養費制度も申請できます。

自宅で、「在宅緩和ケア」を受けることもできます。地域の医療機関と連携して、訪問診療医や訪問看護師が定期的に来て、症状を和らげてくれます。40歳以上で末期のがんと診断されていれば、介護保険が適用されます。

患者さんが感じる痛みは、がんによるもの、治療に伴うもの、がんに併発した病気によるものなど、さまざまです。痛みの原因と強さを正しく医師に伝え、症状に合わせて、医療用の麻薬を使用することがすすめられます。医療用の麻薬は、効果的に痛みを取り除くために必要な薬です。痛みを取り除くことで、治療に前向きになり、食事ができる、睡眠がとれるなど安定した生活を送ることができます。

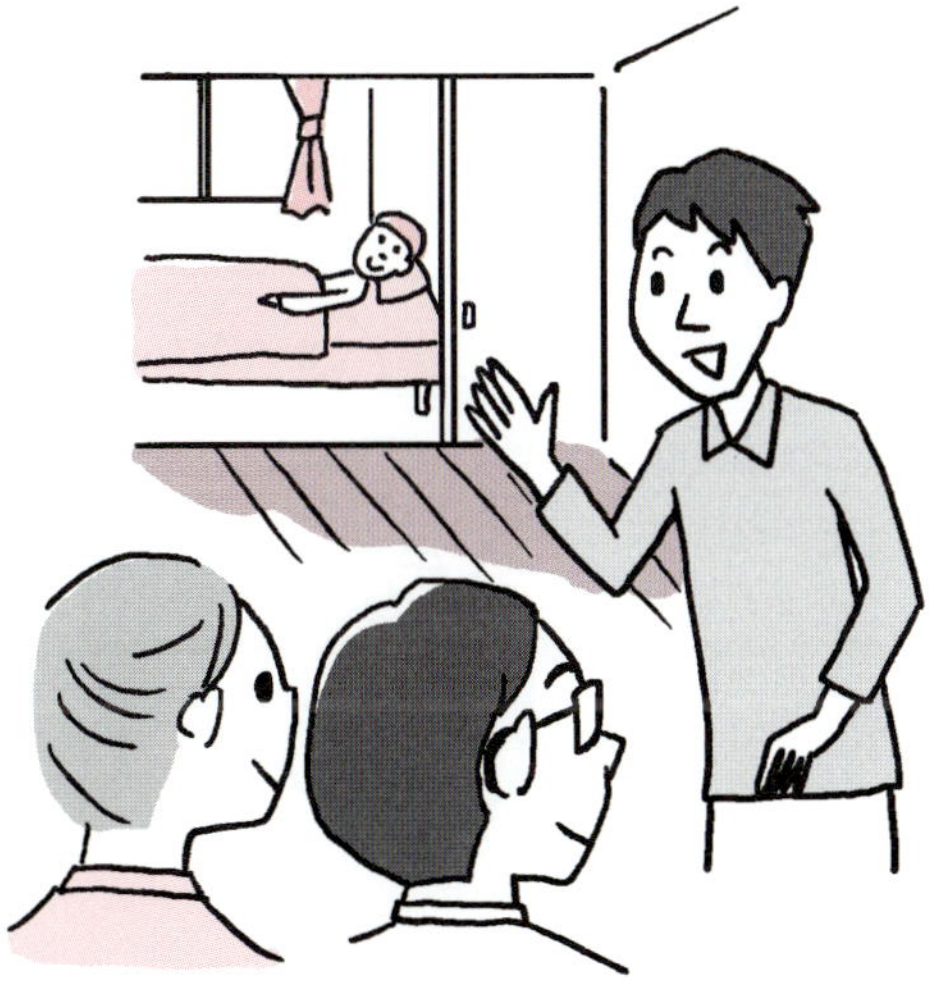

乳がん　みんなの疑問 Q&A

女性なら誰でもなる可能性のある乳がん。心配はつきないと思います。みなさんが、疑問に思うことを中心にまとめてみました。ささいなことでも不安に思ったら、主治医にいろいろと質問をしたり、調べてみたりして、前向きに乳がんのことを考えるきっかけにしてください。

Q 家族に乳がんの人がいなければなる可能性は低い？

A 母親・姉妹に乳がんの人がいると、乳がんを発症しやすい体質を持っていると考えられます。遺伝性の乳がんは発症年齢が若いことが多いので、検診で自分の健康状態とリスクを知っておくことが大切です。しかし、家族歴があるからといって必ず発症するわけではなく、遺伝性の乳がんは患者全体の５～10％程度です。つまり、誰にでも検診は必要なのです。

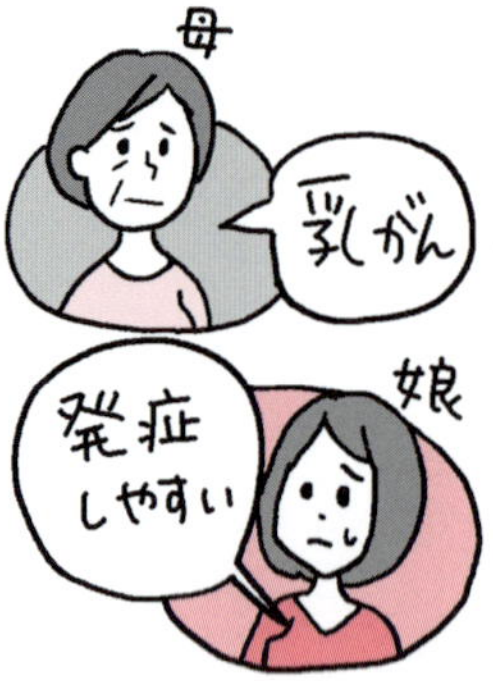

母
乳がん
娘
発症しやすい

Q 切ってみないとわからないといわれたら？

A しこりが良性か悪性かは、触診だけではわかりませんが、ほとんどの場合、マンモグラフィや超音波（エコー）検査、針生検で判断できます。診断のためにこれらの検査を行わずにいきなり手術することは、まずありません。画像診断や詳しい検査をせずに「切ってみないとわからない」といわれたら、医師に手術の必要性を聞くか、セカンドオピニオンを受けてみましょう。

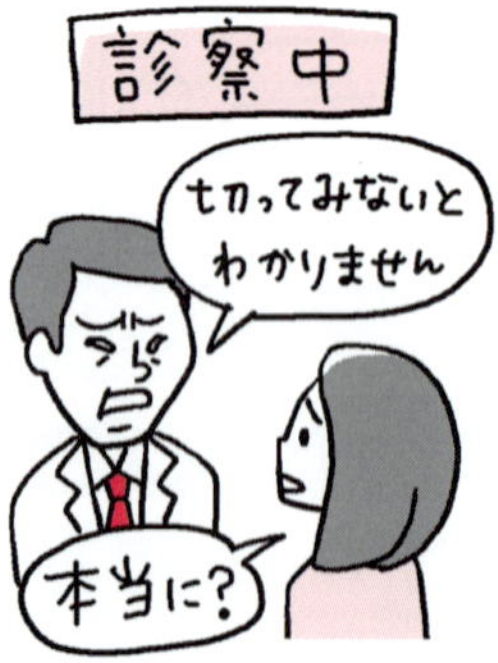

診察中
切ってみないとわかりません
本当に？

Q セルフチェックは何歳から始めるとよい？

A セルフチェックは20代になったら月に1度、月経開始の7～10日後を目安に行うとよいでしょう。
できれば、初潮がきたらセルフチェックの習慣をつけてほしいです。検診は30歳を過ぎたら、リスクの高い人は25歳ごろから受けましょう。

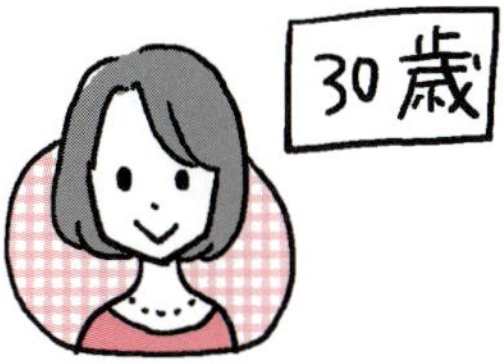

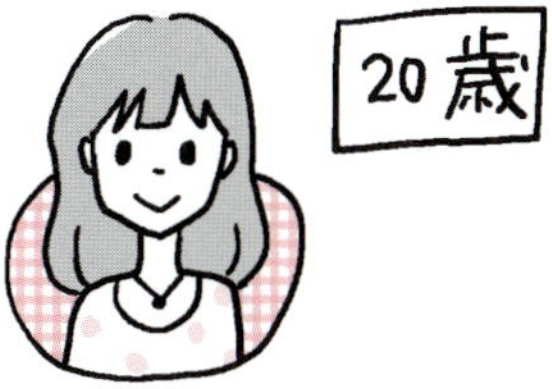

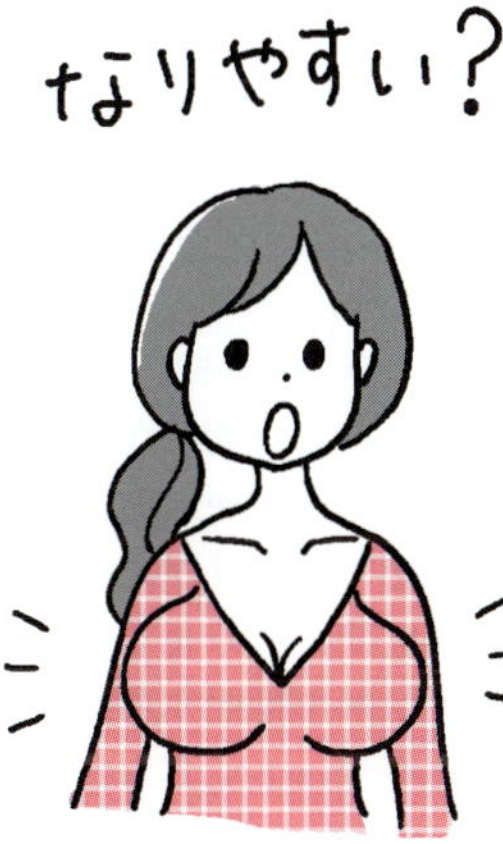

Q 胸が大きいとなりやすい？

A 大きさは関係ありませんが、胸が大きいとセルフチェックや触診で、異変に気づきにくいことが多いようです。定期的にマンモグラフィを受けるようにしましょう。
豊胸手術は技術が向上し、トラブルや検診に支障が出ることは少なくなっているものの、画像診断の技術と経験が必要なので、発見が困難になることもあります。

Q 乳製品をとりすぎるとなりやすい？

A 乳製品の摂取と乳がんの関連は明らかではありません。乳製品に含まれるカルシウムやビタミンDは、乳がんのリスクを低下させる可能性があるといわれています。ただし、閉経後の肥満は､乳がんリスクを高めるので、脂肪分のとりすぎには注意しましょう。

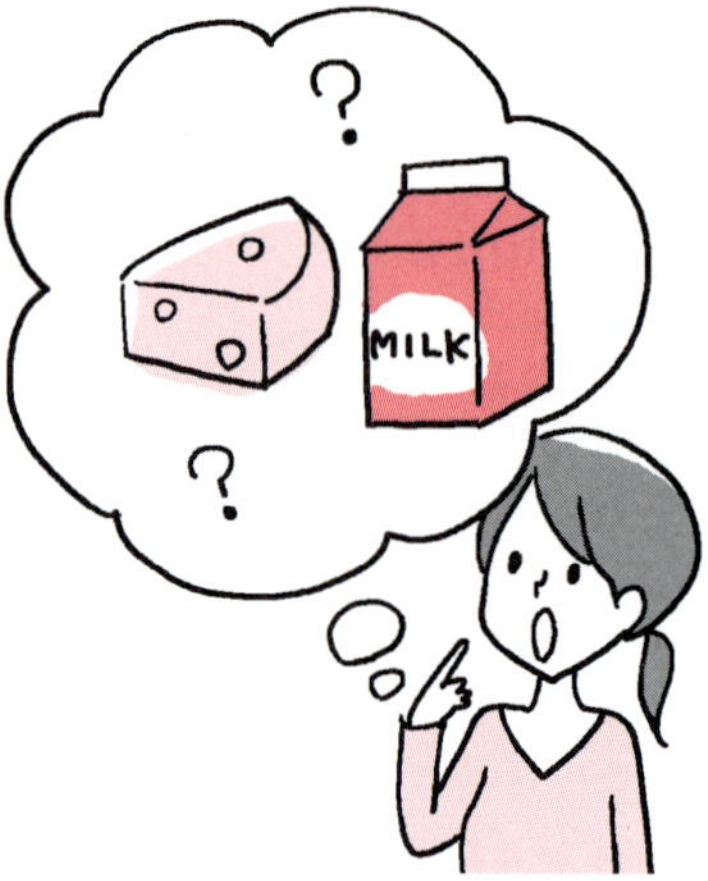

Q ピルを飲んだり､ホルモン補充療法(HRT)を受けているとなりやすい？

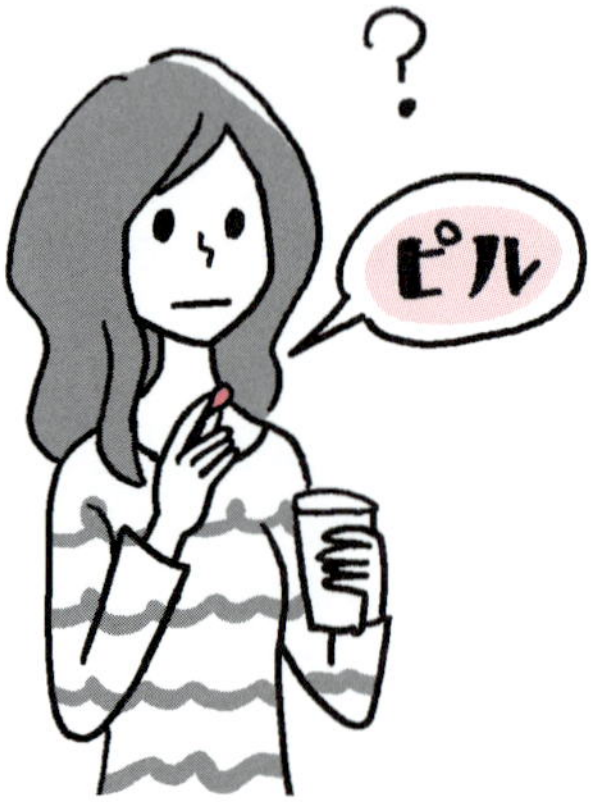

A エストロゲン(卵胞ホルモン)、プロゲスチン(黄体ホルモン)を併用する治療法では、乳がん発症リスクが高まります。低用量ピル(経口避妊薬)も、わずかに高くなる可能性があります。いずれも乳がんがあることを知らずに服用すると乳がんの成長をうながす危険があります。必ず女性ホルモン剤を使用する前に、乳がん検診を受けてください。

第5章

タイプ別 安心な暮らしのためのシミュレーション

働き盛りの現役世代！
仕事も年齢もさまざまな女性3人の乳がんライフ

一口に「乳がん」といっても、人によって進行や段階が異なることや、若くして発症する遺伝性のタイプ、閉経後になるタイプ、再発して転移したタイプなど、さまざまな種類があることを解説してきました。治療方法や術後のケアも、その人に合わせたものを選べることがおわかりいただけたかと思います。

この章では、年齢、立場（状況）、症状などをおおまかに3つに分けて、タイプ別のライフプランを紹介します。もしものとき、どれくらいの費用がかかるのか、どのような治療法・手術法があるのか、入院日数はどれくらいか……など、具体的な情報を知る参考としてご覧ください。

乳がんは、自分のことより家族や親の世話に一生懸命な世代(30代半ば~50代前半)がかかりやすい病気です。自分のことを後回しにしていたために、発見が遅くなり手遅れになってしまっては大変です。

早め、早めの準備、心構えをして、明るい未来に備えましょう。

Aさん

30代前半で独身、１人暮らしをしている。職場ではチーフとして重要な仕事を任せられるようになり､やりがいを感じるようになってきた。健康に気をつけるタイプで、乳がんに関する映画やドラマへの関心も高い。雑誌で読んだり記事を見ながら乳房のセルフチェックをたびたび実践している。

➡114ページへ

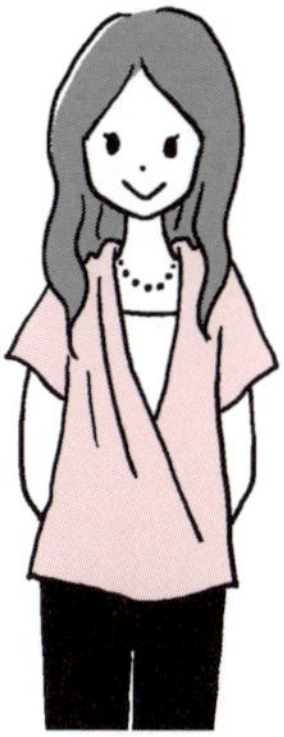

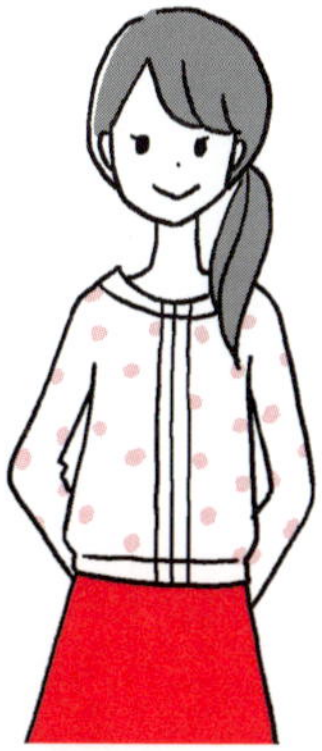

Bさん

30代半ばで、２年前に結婚。夫と２人暮らしをしている。共働きだが、実家の近くに住んでおり､実家にはちょくちょく遊びに行っている。夫が年上のため、夫の健康診断の結果や保険選びについては気にしているが、自分のことは後回しにしがち。「まだまだ若いし、私が病気になるなんて」と考えている。

➡118ページへ

Cさん

30代後半で、10年前に結婚。６年前に乳がんが発見され治療。その後、幸運にも妊娠し、今は３歳になる子どもがいる。手術後、セルフチェックを習慣にするなど健康には気をつけている。がん保険に加入していなかったので、生命保険なども見直すようになった。いつも心の片すみに、乳がん再発への不安を抱えている。

➡122ページへ

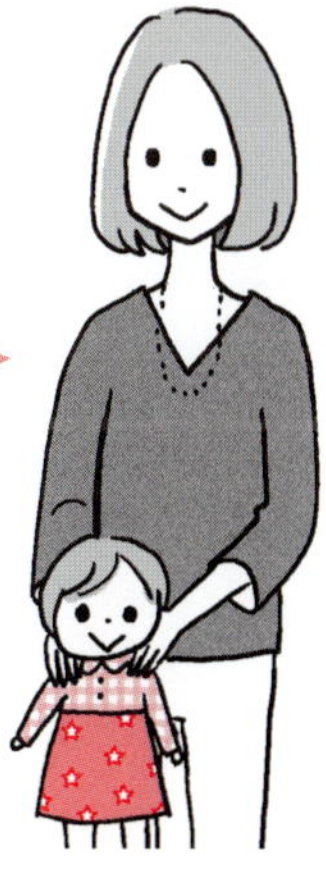

Aさんの場合

早期発見して、早めに治療したケース

Aさんは、30代前半。大学入学時に上京し、一人暮らしをしています。実家は、日帰り圏内ですが、頻繁に戻ることは難しい距離です。職場ではチーフになり、責任のある仕事を任せてもらえるようになりました。残業が多くハードワークですが、やりがいを感じているところ。ふだんから健康には気をつけており、乳がんについても多少の知識があったので、お風呂あがりのたびにセルフチェックを実践していました。

セルフチェックをしていたとき、右の乳房に違和感があり受診したところ、ステージIの乳がんと診断されました。職場に事情を話し、治療を始めました。しこりが小さかったため、手術は乳房部分的切除を選択。術後は、通院にて放射線治療を受けています。

Point

Aさんは、ふだんからセルフチェックを行っていたため、しこりができたときに早めに気づくことができました。早期発見は、ぜひとも心がけたいポイントです。

	入院/外来	実日数	高額療養費制度適用後・自己負担額*（概算）
1年目	入院	7日	84,000円
	外来	33日	126,000円
計		40日	210,000円

※実際の負担は病状などにより異なります。
※2014年8月時点の公的医療保険制度に基づき算出。
＊高額療養費制度の所得区分は一般。

乳がん　ステージⅠ

入院して乳房部分切除手術を受けた後、外来にて術後放射線療法を受けた。

データ提供：セコム損害保険株式会社

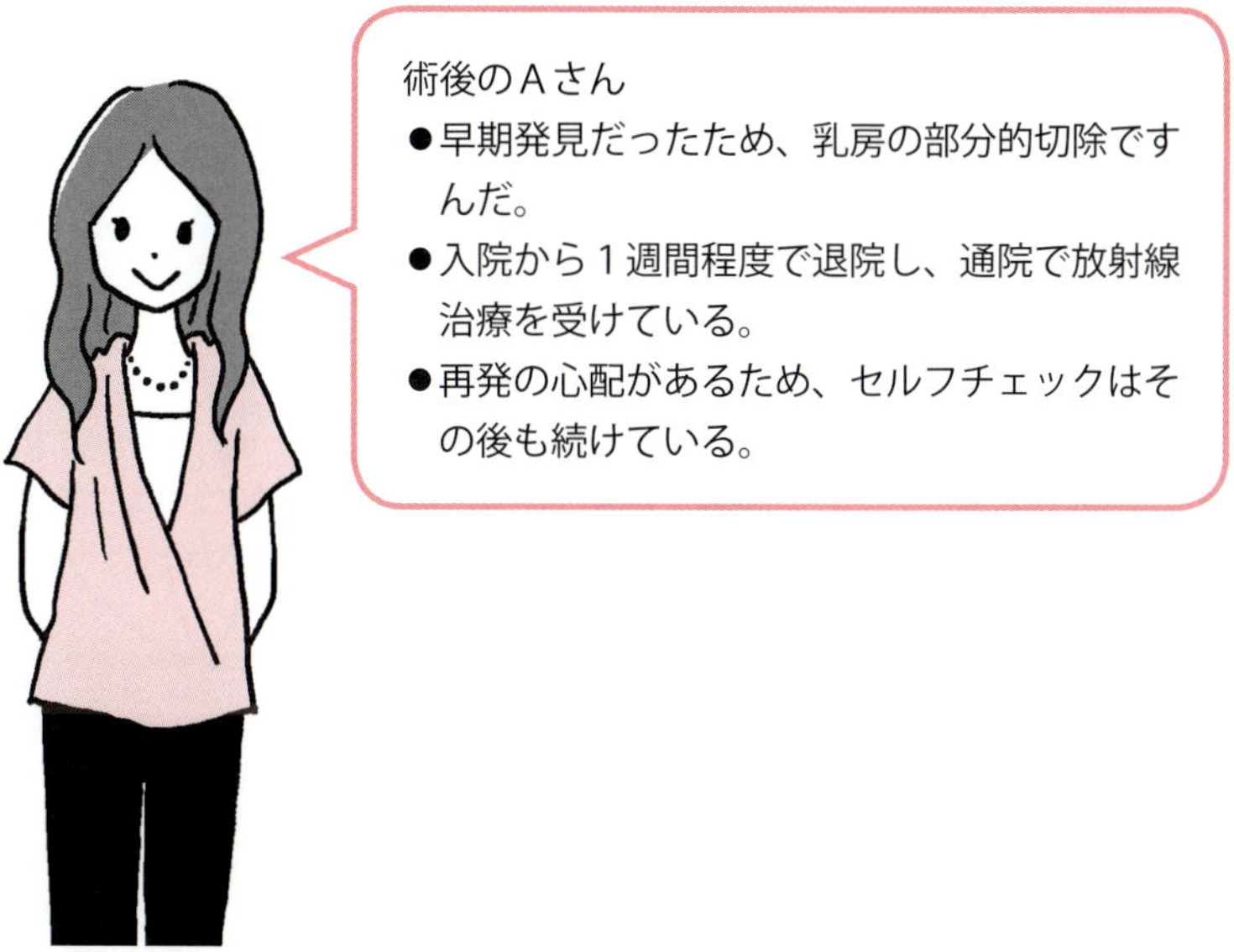
術後のＡさん
●早期発見だったため、乳房の部分的切除ですんだ。
●入院から１週間程度で退院し、通院で放射線治療を受けている。
●再発の心配があるため、セルフチェックはその後も続けている。

Aさんの乳がんライフ

1

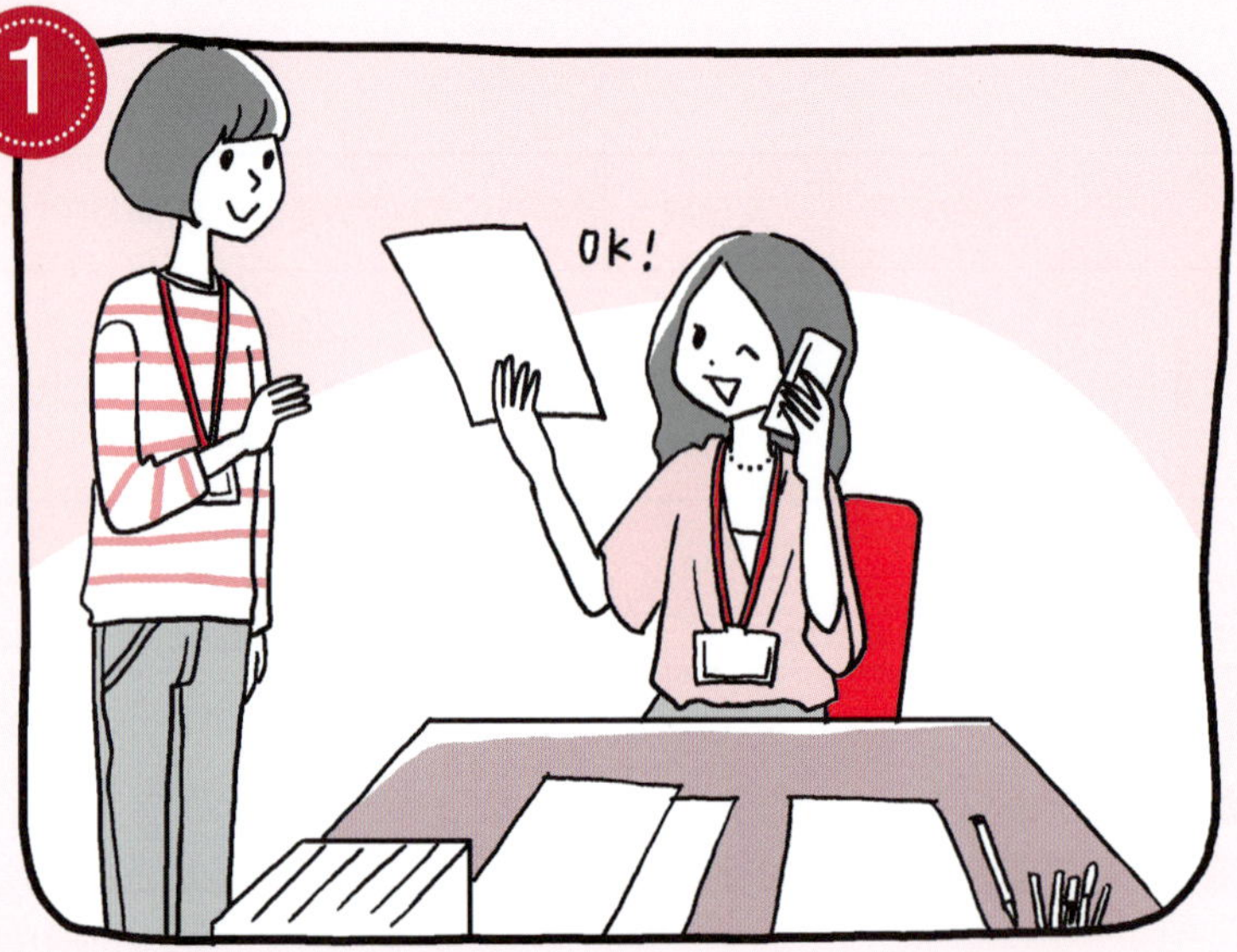

30代前半で、一人暮らし。職場では責任のある仕事を任せてもらえるようになってきた。

2

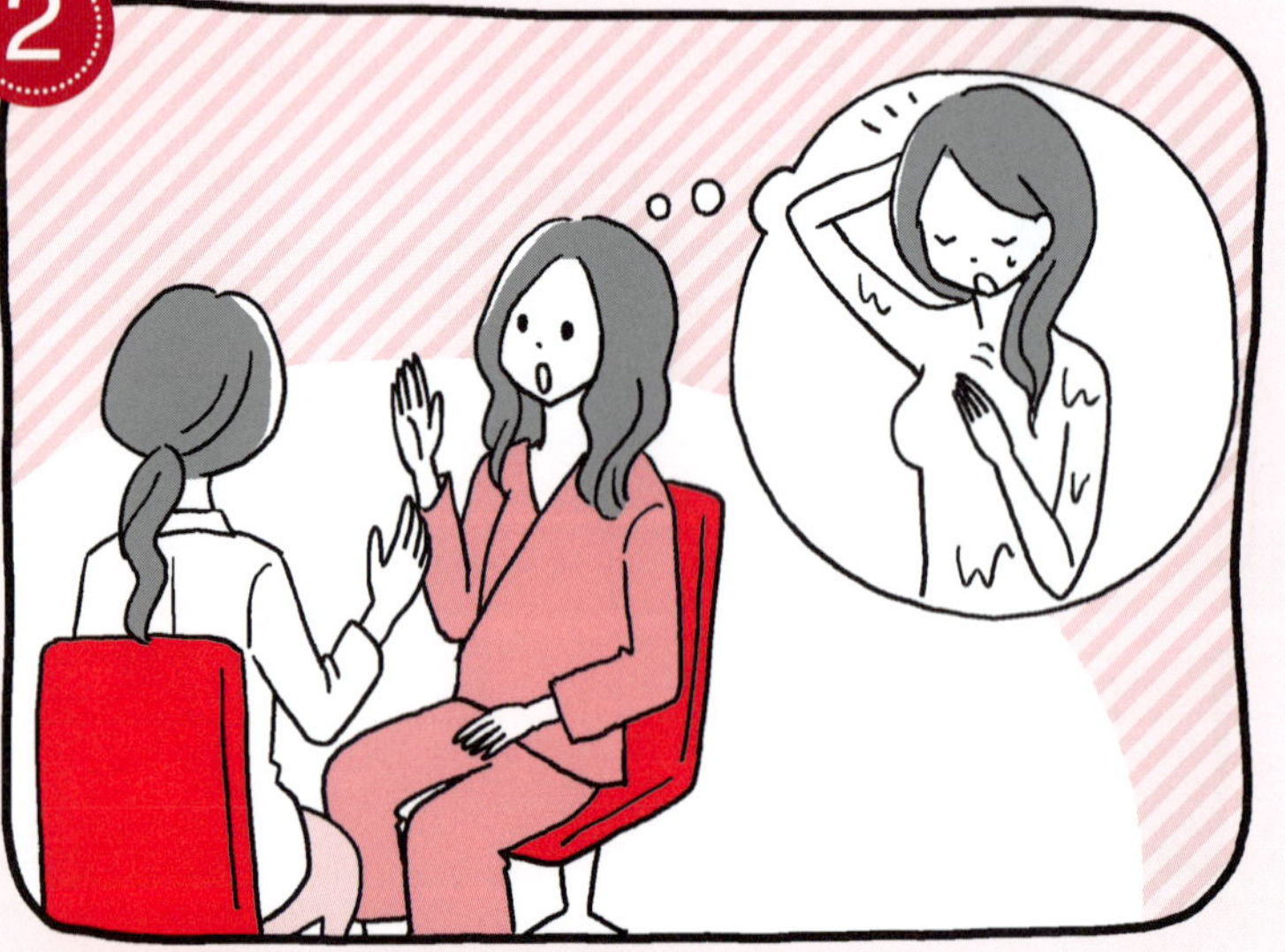

健康には気をつけるタイプで、お風呂あがりのセルフチェックはかかさない。そのときに、右乳房に違和感を覚えた。

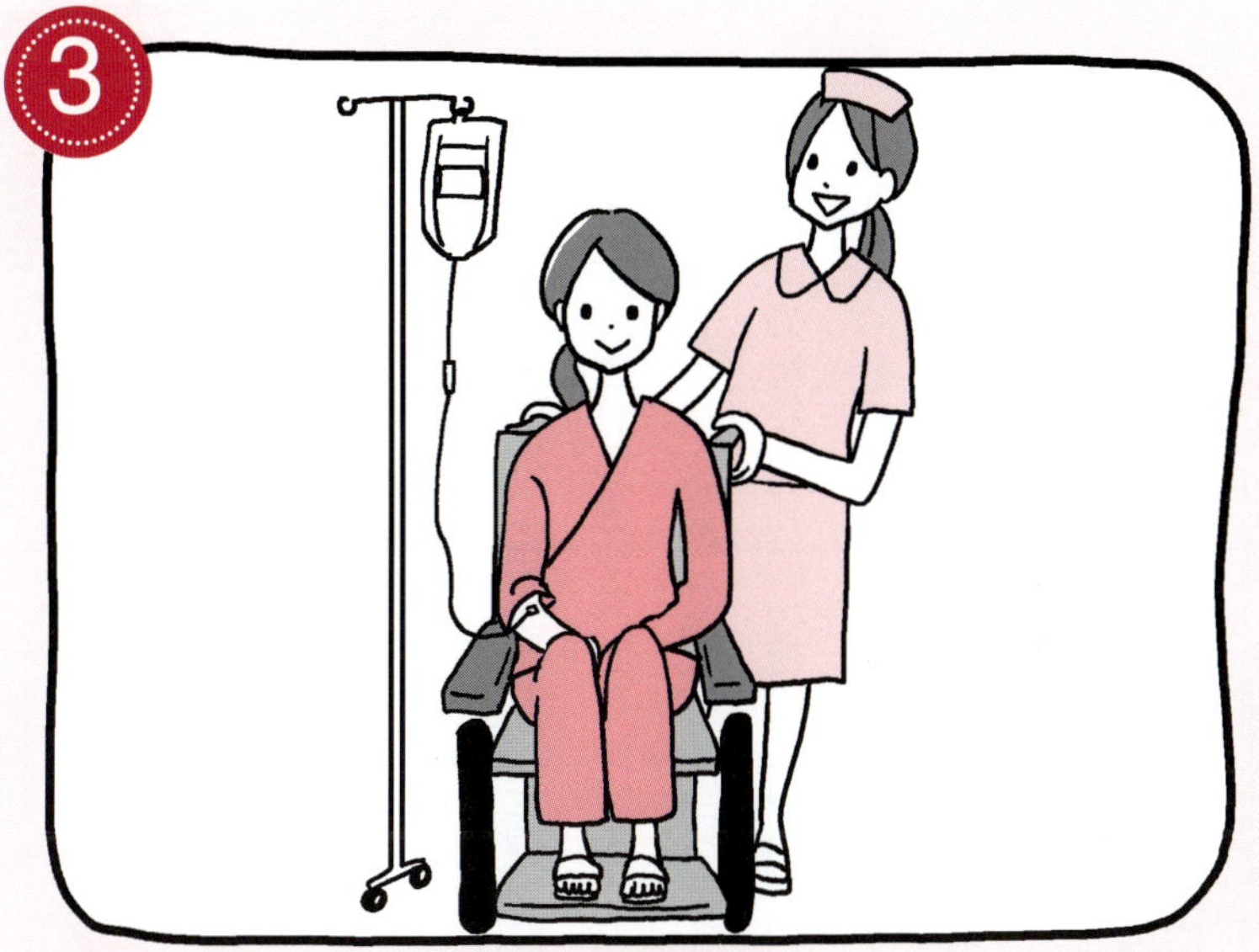

受診したところ、乳がんと診断。部分的切除を選択し、手術をした。

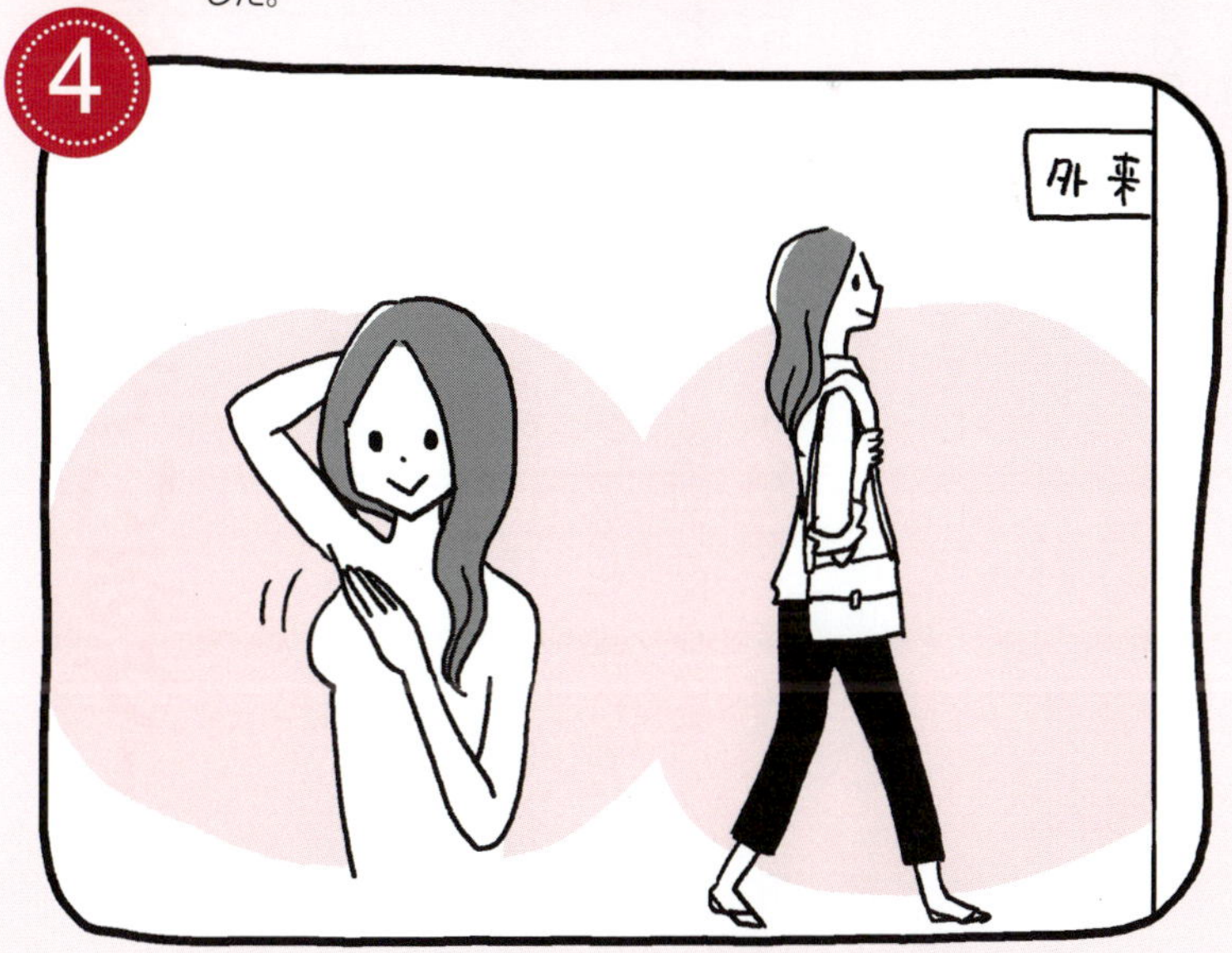

通院しつつも、家ではセルフチェックをかかさず続けている。

Bさんの場合

全摘出手術後、通院で治療を続けているケース

Bさんは、30代半ば。2年前に結婚し、夫と2人暮らし。実家が近い距離にあるので、頻繁に遊びに行っています。

年上の夫には、毎年きちんと健康診断を受けるようにすすめていますが、自分は会社で実施される健康診断を受けるくらいで、乳がん検診の経験はなし。まだ若いので「病気なんて、心配ない」という考えの持ち主。自分のことは後回しにしがちです。

実家の母から乳がん検診について相談され、一緒に検診に行くことに。そこで、母ではなくBさんの乳がんが発覚。ステージⅡと診断されました。入院後、手術で乳房を全摘出。術後は通院しながら化学療法、ホルモン療法を受けています。

Point

自治体が行う乳がん検診は40歳以上を対象にしたものがほとんど。お母さんの誘いを受けて受診したのが幸いでした。

	入院/外来	実日数	高額療養費制度適用後・自己負担額*(概算)
1年目	入院	11日	86,000円
	外来	39日	507,000円
2年目	外来	21日	282,000円
3年目	外来	4日	105,000円
4年目	外来	4日	72,000円
5年目	外来	4日	72,000円
6年目	外来	2日	29,000円
計		85日	1,153,000円

※実際の負担は病状などにより異なります。
※2014年8月時点の公的医療保険制度に基づき算出。
＊高額療養費制度の所得区分は一般。

乳がん　ステージⅡ

入院して乳房切除手術を受けた後、外来にて術後補助療法（分子標的薬を含む化学療法およびホルモン療法）を受けた。

データ提供：セコム損害保険株式会社

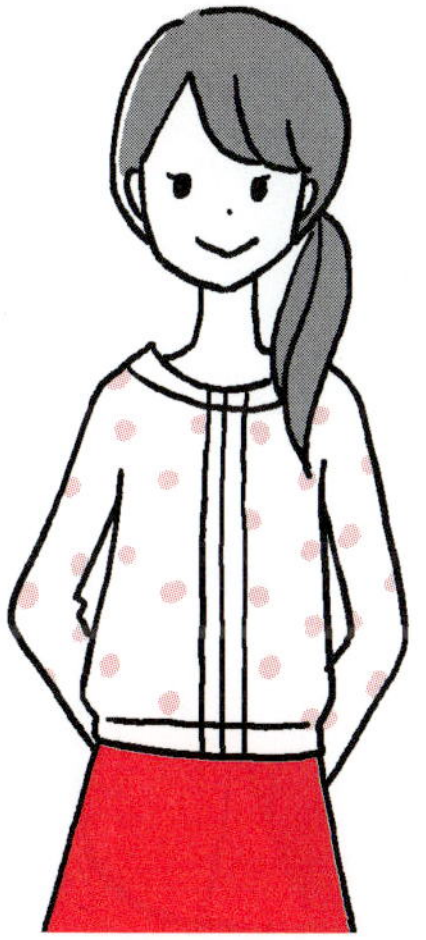

術後のＢさん
●乳房を全摘出したので、再建を検討中。
●術後治療は、徐々に通院日数は減るものの、６年ほど続けなければならない。
●通院で治療を受けながら、職場と相談して仕事に復帰。仕事量を調整してもらっている。

Bさんの乳がんライフ

1

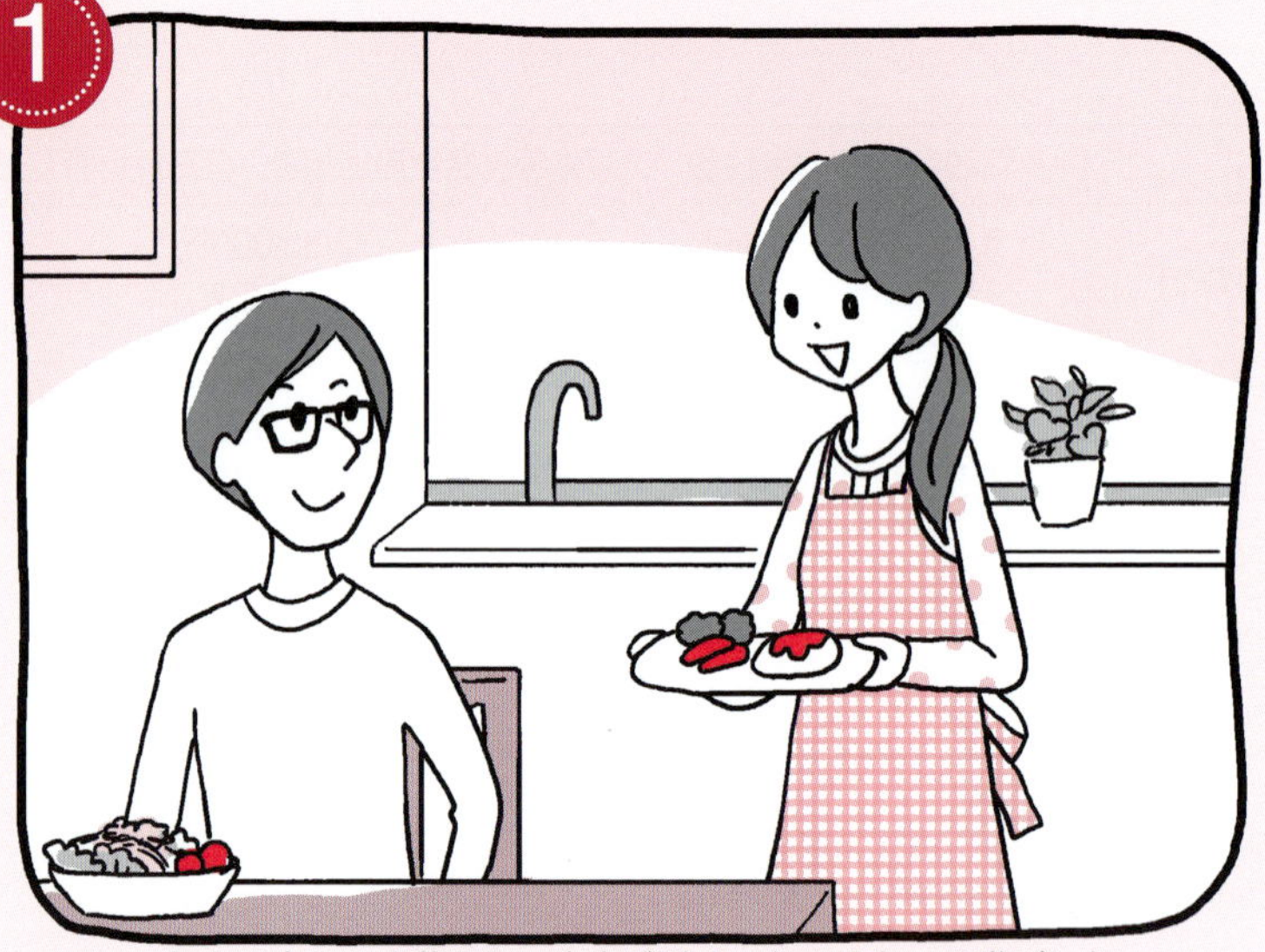

年上の夫と２人暮らし。実家が近く、ちょくちょく遊びに行っている。夫の健康管理には気をつけている。

2

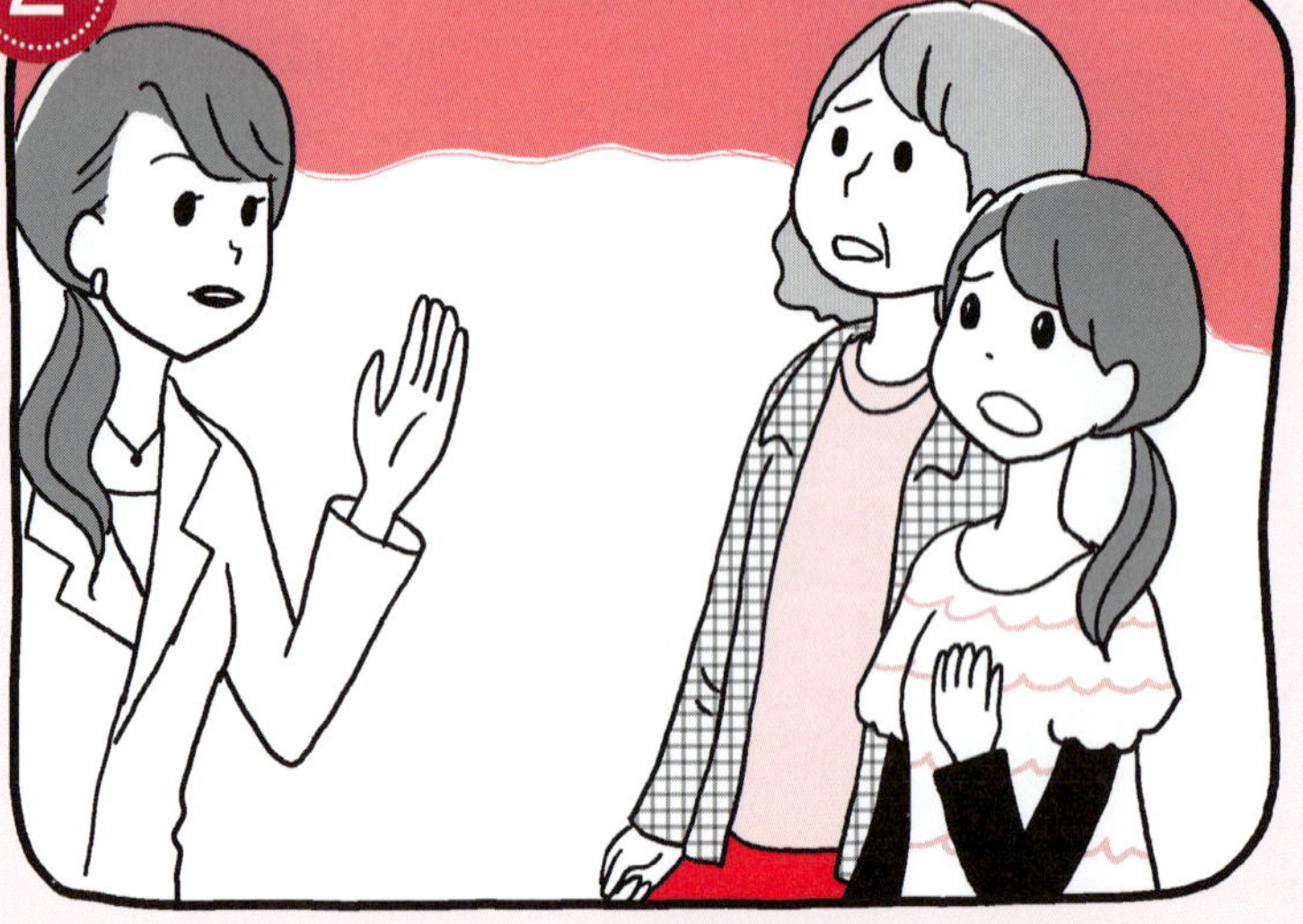

実家の母に誘われて、乳がん検診を受けたところ、Ｂさん本人が乳がんと診断された。

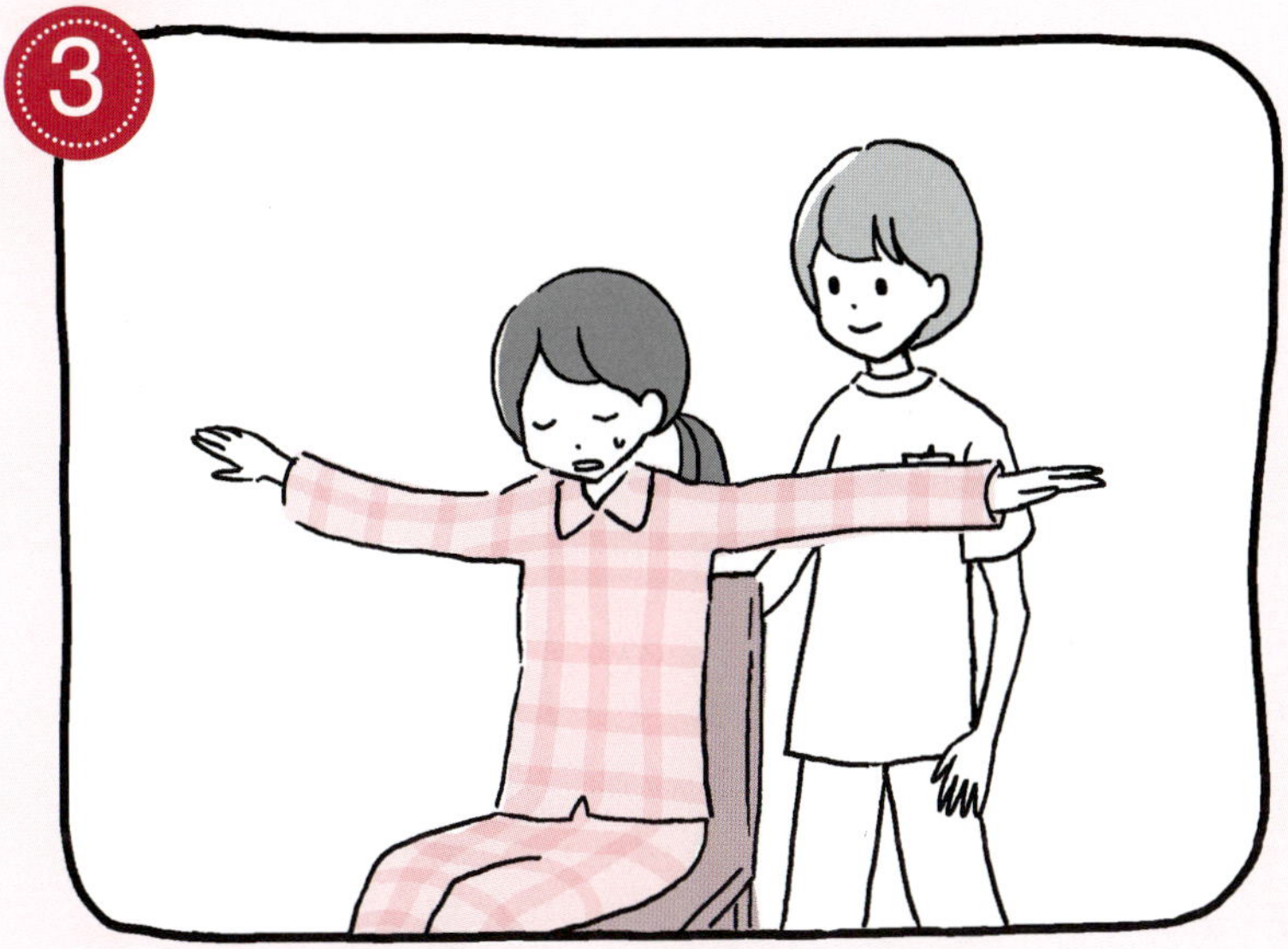

手術で乳房の全摘出とわきの下のリンパ節を切除。つらいリハビリに耐えている。

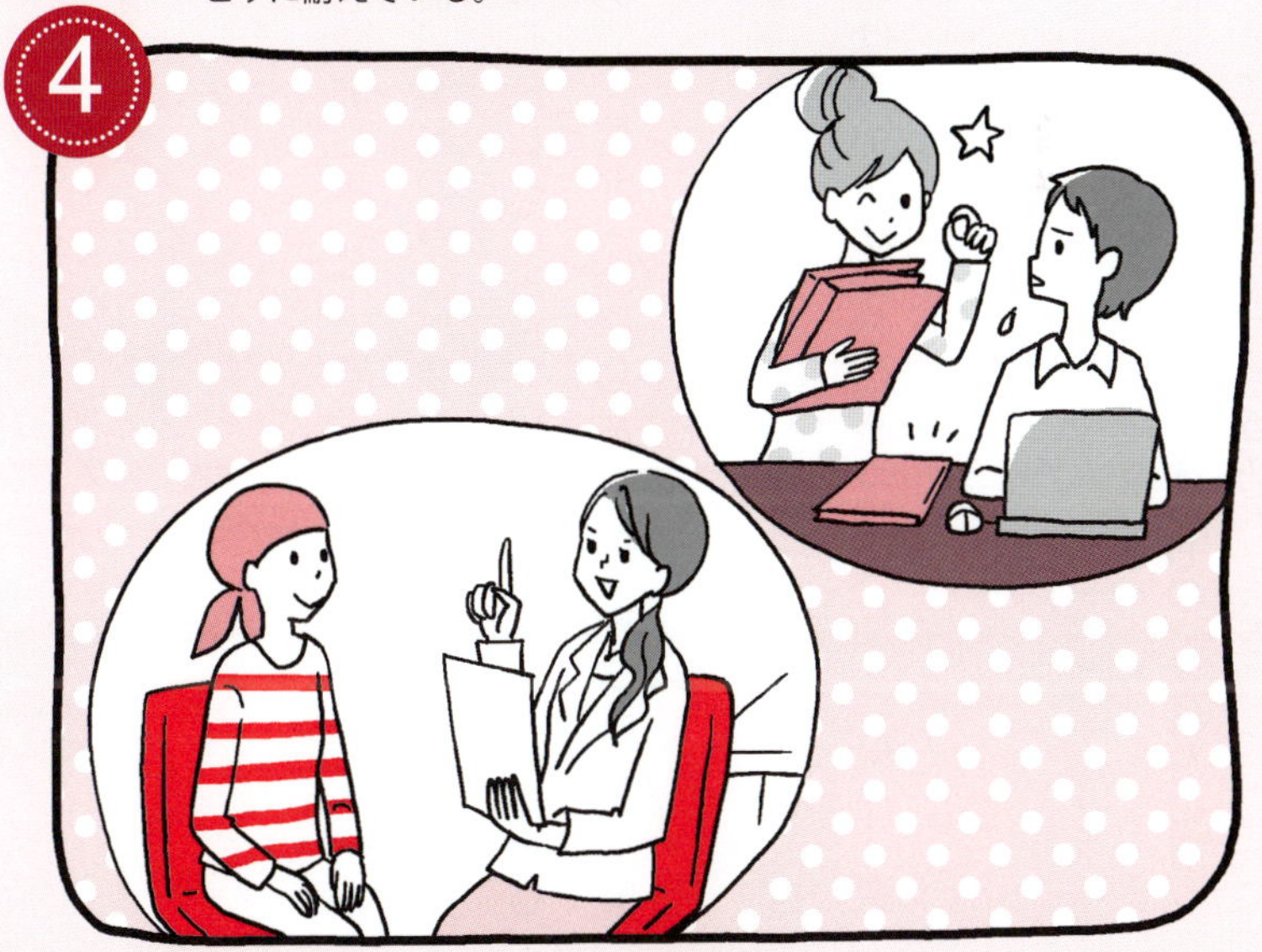

術後、外来に通院しながら化学療法、ホルモン療法を受けている。職場とも相談し、仕事復帰。

Cさんの場合

再発してしまったケース

Cさんは、30代後半。6年前に乳がんを経験しました。その後、どうしても子どもがほしかったため、主治医に何度も相談し、薬剤の影響がなくなってきたタイミングで子どもにも恵まれました。乳がんを経験したことにより、自身の生命保険を見直しました。がん保険に加入していなかったので、再発・転移したときに備え乳がん経験者も入れる保険に加入しました。

しかしその後、再発。不安を感じながらも懸命に気持ちの整理をつけ、子どもにもわかりやすく事情を説明しました。子どもは幼いながらも理解してくれて、現在、家族に支えられながら通院にて治療中。

Point

母親が不安を感じていると、子どもにもその不安は移ってしまうもの。気持ちの整理ができてからでよいので、子どもにもきちんと説明してあげましょう。

	入院/外来	実日数	高額療養費制度適用後・自己負担額*（概算）
1年目	外来	24日	658,000円
2年目	外来	13日	178,000円
計		37日	836,000円

※実際の負担は病状などにより異なります。
※2014年8月時点の公的医療保険制度に基づき算出。
＊高額療養費制度の所得区分は一般。

乳がん　ステージⅡ

再発後、外来通院にて一次治療および二次治療の化学療法（分子標的薬を含む）を1年4か月間受けた。

データ提供：セコム損害保険株式会社

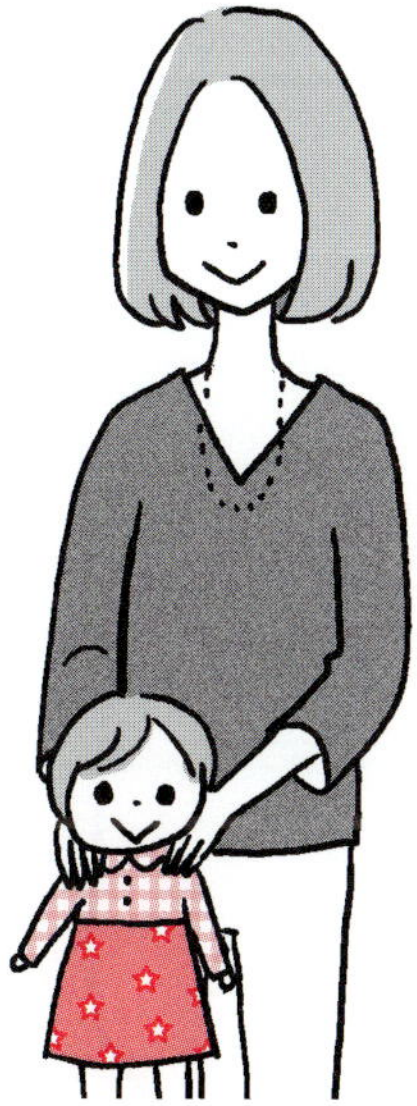

再発治療中のCさん
- 子どもは、幼いなりに母親のことをいたわり支えになってくれている。
- 再発がわかったときは落ち込んだものの、前回の経験を思い出し、少しずつ落ち着くことができた。
- さらなる転移や、再発への不安はなくならないが、できるだけふだん通り、明るく元気に生活しようと心がけている。

Cさんの乳がんライフ

1

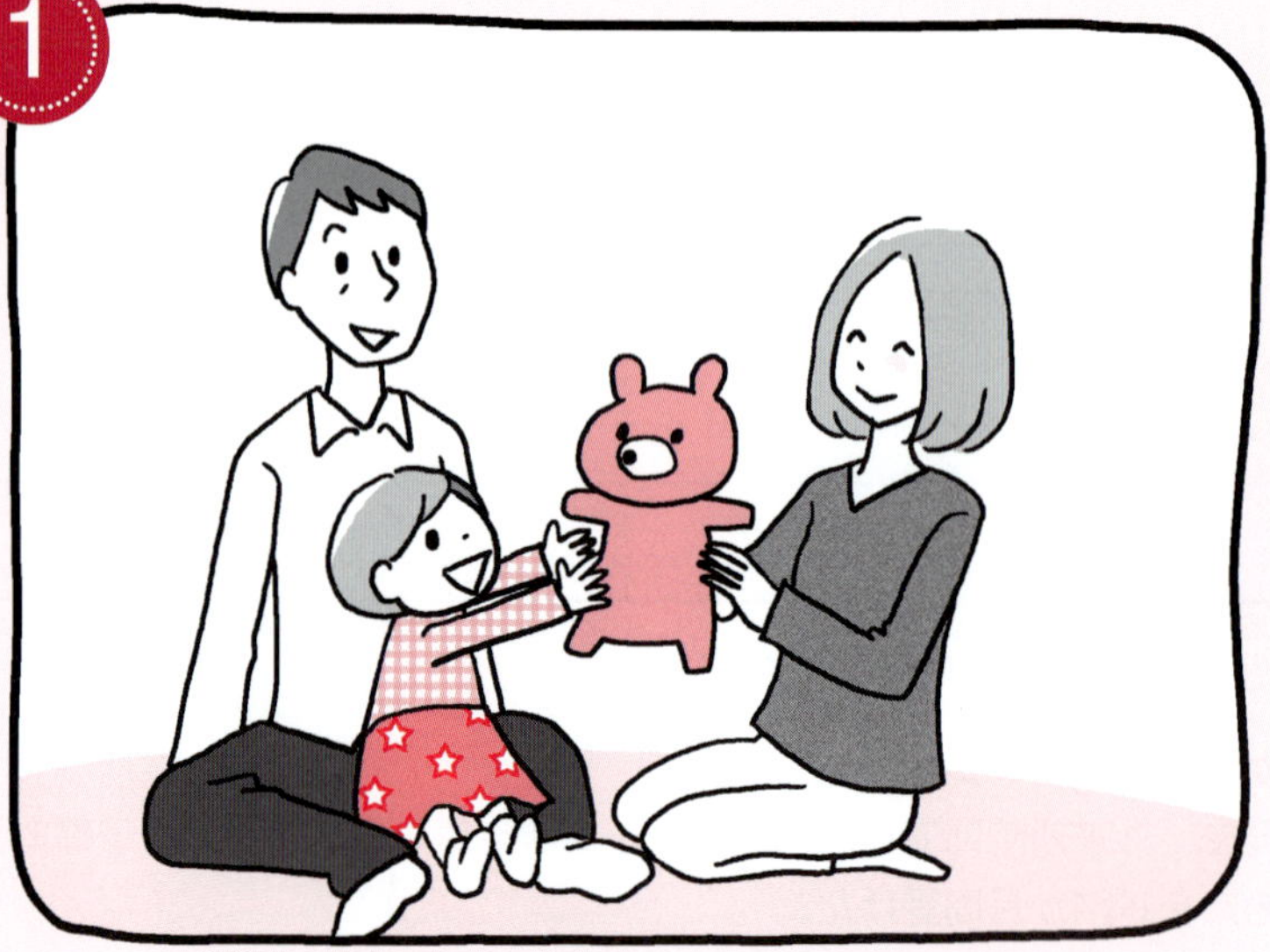

30代後半、過去に乳がんが発見され、治療を行った。どうしても子どもがほしかったので、主治医に何度も相談。その後、念願の妊娠、出産。

2

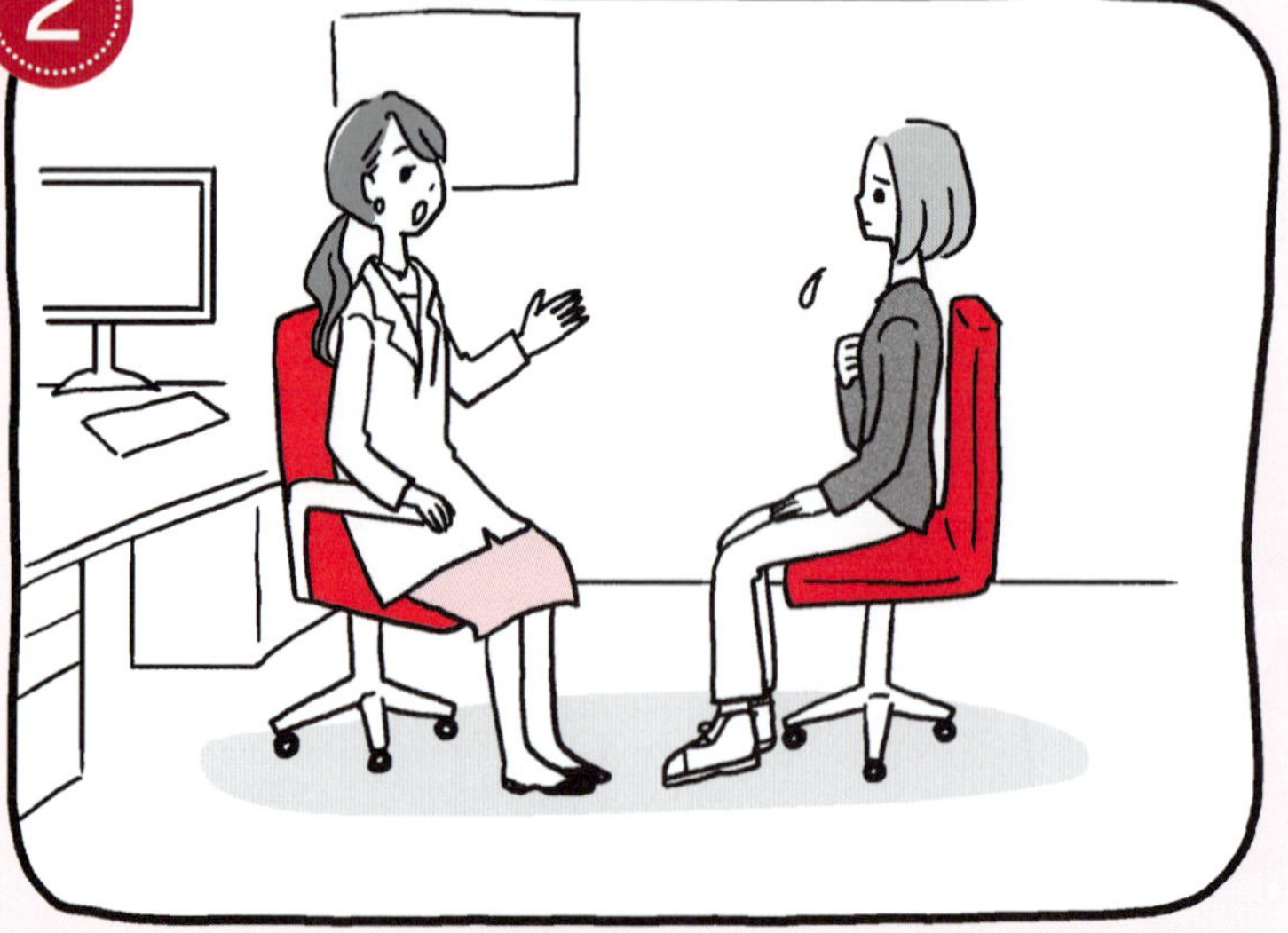

がん保険に加入していなかったので、乳がん経験後、再発・転移に備えて乳がん経験者も入れる保険に加入。定期的に受けている検査で再発が発覚。

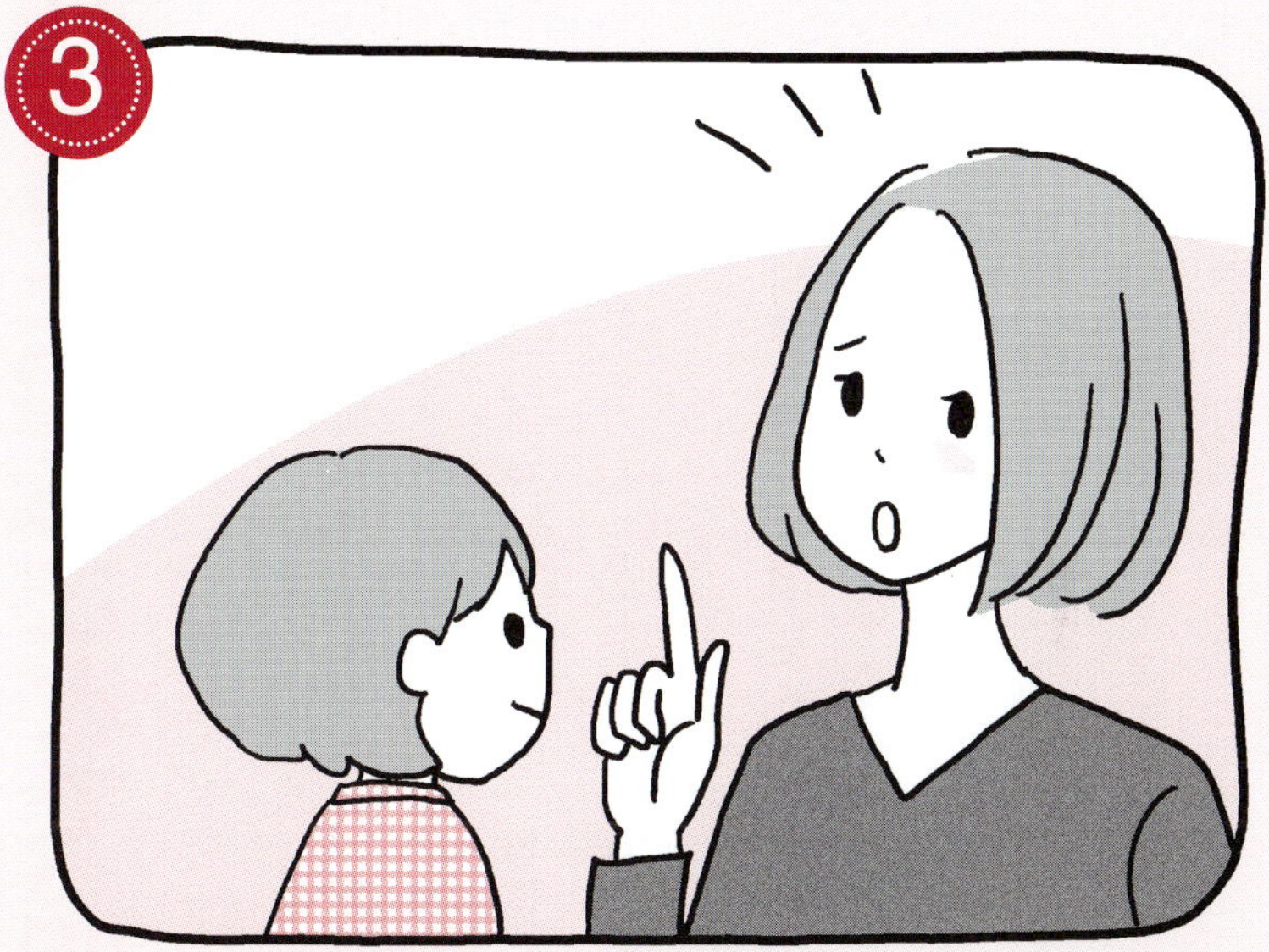

乳がんの治療に際して、不安を感じている子どもに事情を説明した。

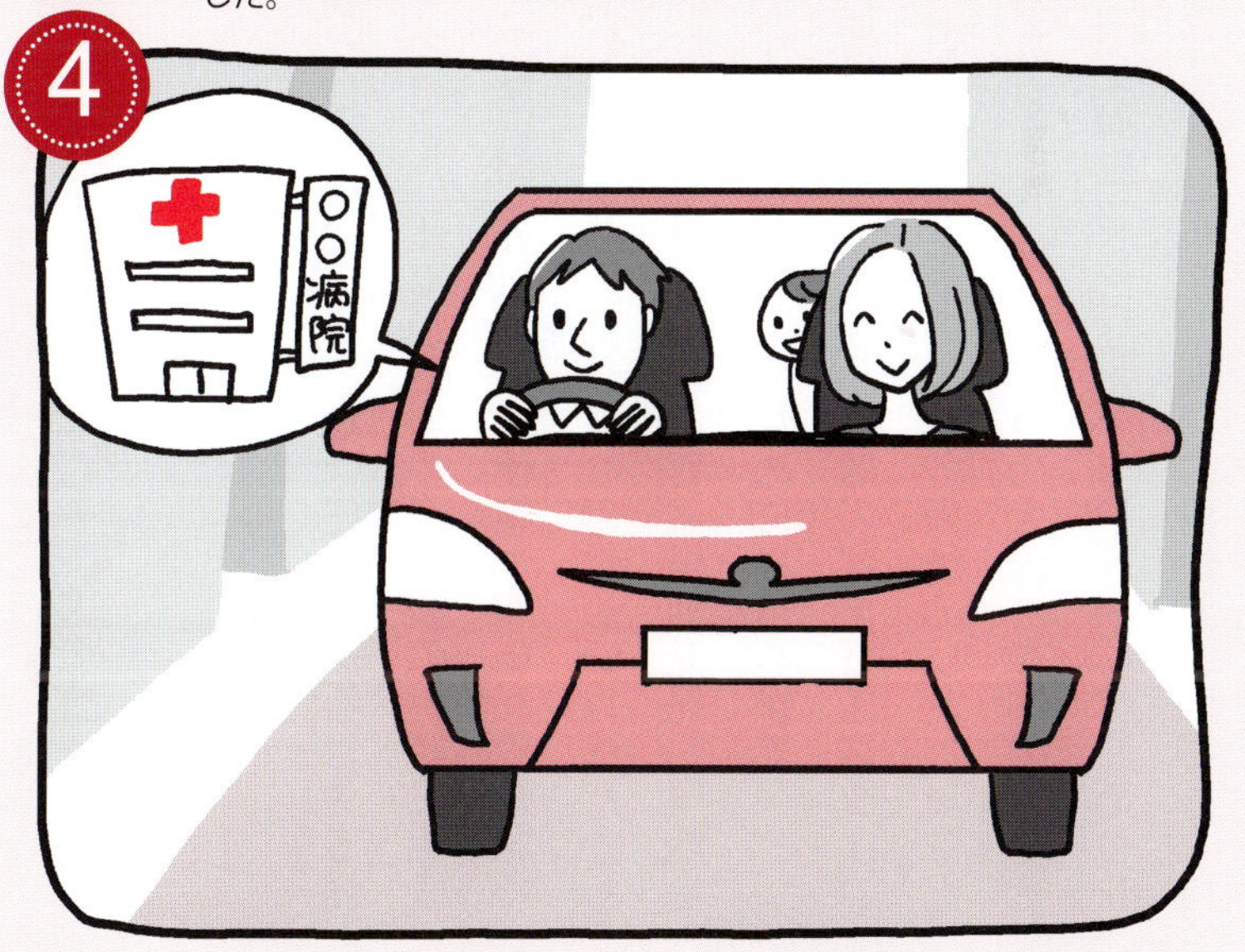

夫や子どもに支えられて通院し、治療を継続中。

乳がんを知ることで、明るい未来を守ろう！

会社では重要な仕事を任され、家では妻として母として忙しい日々を送る世代で発症することが多いのも、乳がんの特徴の一つです。仕事が忙しく、家族の世話に明け暮れる毎日かもしれませんが、もし乳がんの発見が遅れたら、仕事や家事ができなくなってしまうし、まわりにも心配をかけてしまいます。働き盛りの忙しい世代だからこそ、自分のことを後回しにせず、定期的な検診を受けることで、早期発見・早期治療を目指しましょう。早く元気になることが、まわりの人のためにもなります。

シミュレーションでは3タイプを紹介しましたが、乳がんには、さまざまなタイプがあります。それに合わせて、検査方法、治療法、乳房の再建、術後のリハビリなども変わります。年齢によって検査方法も異なりますし、しこりの大きさや胸の大きさによって部分的切除ですむ場合もあれば、全摘出しなければならないこともあります。また、妊娠していると治療方法に制限が加わります。乳房の再建についても、自身の脂肪を移植したり、人工物を入れて膨らみを出したり、選択肢はさまざまです。

つまり、一人ひとり、自分に最適な乳がんライフを選ぶ必要があるのです。

このシミュレーションでは、乳がんになったとき、どのようなライフプランを考えればよいのか、どんな検査方法・治療法があるのか、治療費の概算や、術後の生活についてなど、タイプ別に全体の流れをまとめてみました。もし乳がんになったとしても、事前の知識があるのとないのとでは、心の持ちようが変わるのではないでしょうか。

本書を読むことで、乳がんを身近な病気としてとらえ、もしものときの早期発見・早期治療によって、明るい未来を守ることにつなげてください。

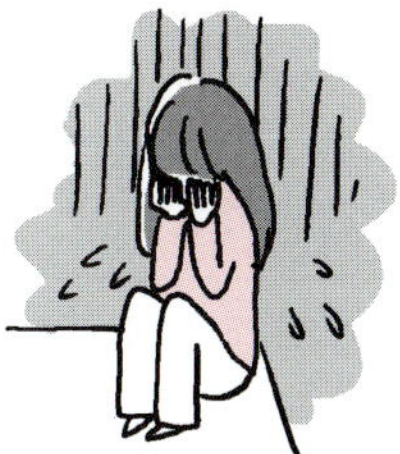

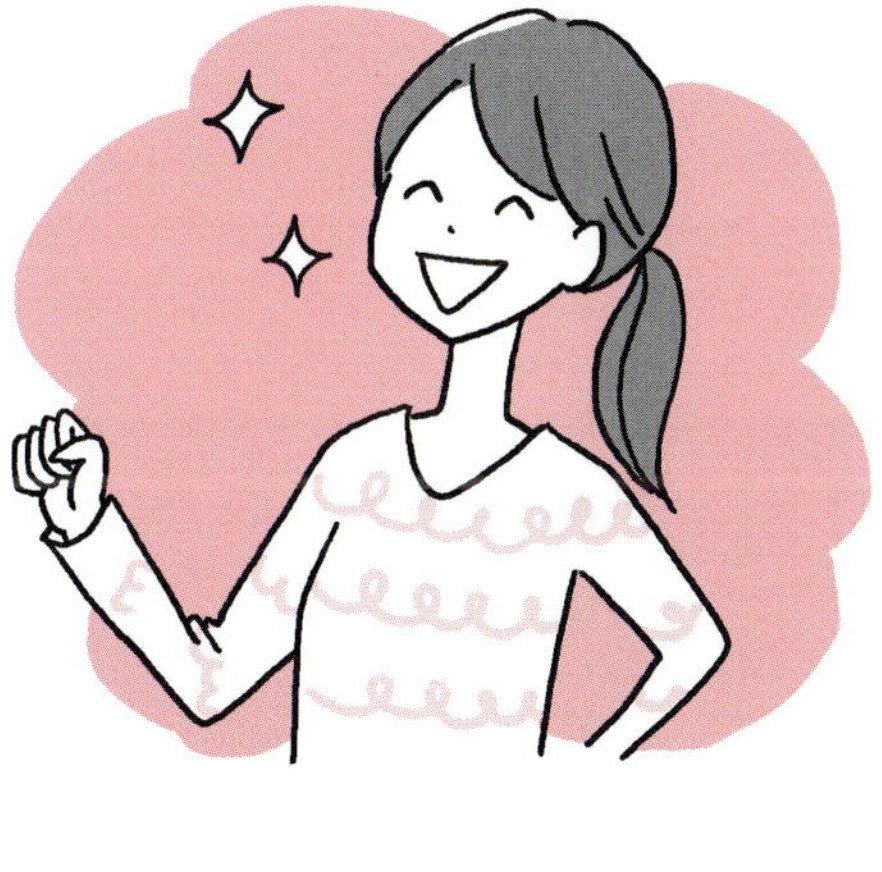

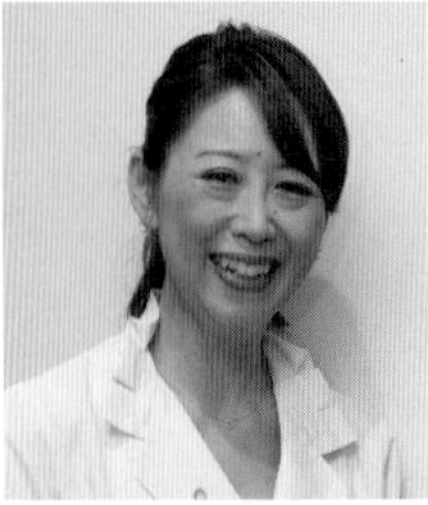

監修

島田菜穂子

筑波大学卒業後、筑波大学附属病院放射線科、東京逓信病院放射線科勤務を経て、1993年同院で乳腺外来を開設。米国留学後2000年乳がん啓発団体・乳房健康研究会を発足させ、乳がん啓発団体として日本初のNPO法人認証を受ける。同副理事長。2002年乳がん啓発スポーツイベント、ピンクリボンウオークを開催。ピンクリボン運動、講演、イベント、出版活動を展開。調査研究を通じて乳がん検診の環境整備のためのロビーイングを行う。イーク丸の内副院長、東京ミッドタウンクリニックシニアディレクターなどを務め、2008年にピンクリボンブレストケアクリニック表参道開設。
放射線科専門医、乳がん認定医、認定産業医、日本体育協会認定スポーツドクターなどの認定医資格を持つ。
著書、監修として『すべての女性に「ブレストケア」』(2004年、日本医療企画)、『乳がん検診は今』(2005年、NPO法人乳房健康研究会)、『乳がんの早期発見と治療』(2007年、小学館、共著)、『ピンクリボンと乳がんまなびBOOK』(2013年、社会保険出版社、共著)など多数。

編集協力……株式会社オメガ社
執筆協力……高森 千織子、早乙女 弥生
イラスト……成瀬 瞳
装丁……ウメヅ コウキ(株式会社日本医療企画)
本文デザイン・DTP……松原 卓(ドットテトラ)
インタビュー写真……関口 宏紀(株式会社日本医療企画)

乳がんから自分をまもるために、
知っておきたいこと。

2014年10月5日　第1版第1刷発行

監　　修　島田 菜穂子
資料提供　セコム損害保険株式会社
発 行 者　林　諄
発 行 所　株式会社日本医療企画©
〒101-0033　東京都千代田区神田岩本町4-14
神田平成ビル
TEL 03-3256-2861(代表)
http://www.jmp.co.jp
印 刷 所　図書印刷株式会社

ISBN978-4-86439-313-3 C2047
(定価はカバーに表示してあります)
Printed and Bound in Japan,2014